困難に打ち克つ「脳とこころ」の法則

ゾーンと海馬があなたを強くする

林 成之

祥伝社

困難に打ち克つ「脳とこころ」の法則

はじめに

「弱いこころを克服したい」

「落ち込んでしまう自分をどうにかしたい」

「やる気を出したい」

「本番に強くなりたい」

「物事が続かない（三日坊主）性格を直したい」

「人間関係の悩みを解決したい」


私たちは、このような「こころ」の問題につねに頭を悩ませています。

同時に、才能を発揮する人、人間的に尊敬できる指導者、いるだけで周囲を元気にする人は、みんな素晴らしい「こころ」を持っていることを知っています。

才能が発揮できて、自分自身がもっと大きくなって、家族や友人、仕事仲間、知らない人とも素晴らしい人間関係を築くことができれば、人生も変わっていくでしょう。

では、どうしたらそのような魅力的なこころを持った人間になれるのでしょう。

そもそも「こころ」とは何でしょう。どこで生まれるのでしょう。


私は救急救命医療の第一線に立ち、「もうダメかもしれない」と思われるような瀕死《ひんし》の患者の脳と格闘してきました。しかし、たとえ従来の治療では助からない患者の命をとりとめたとしても、知能やこころに障害を残したのでは治療が成功したとは言えません。そこで目の前のぎりぎりの患者を救うために、人間の気持ちやこころの問題まで課題に掲《かか》げて脳の治療と研究に取り組んできました。

こころや知能に障害を残さない治療に、一定の成果が得られるようになったのは、日常生活への回復に向けて、こころの問題まで治そうと取り組んできた救命センターでの長年にわたる、たゆまぬ検証と研究があったからだと確信しています。

研究の大きなターニングポイントとなったのは、重度の脳障害のため瞳孔《どうこう》が散大し、昏睡状態が2カ月も続いた患者さんの治療でした。私たちが開発した脳低温療法（脳の温度を下げることによって氷河時代に培われた遺伝子の仕組みを回復、活性化する治療法）で、幸い意識を取り戻し、会話ができるようになった患者さんが最初におっしゃったひとことは、いまでも忘れることができません。

「先生がずっと話しかけてくれていたのを、私は覚えていますよ」

瞳孔が散大し、意識の回復が難しい状態の患者さんでした。呼びかけても反応が見られない状態であったのに、そのときのことを覚えているというのです。

それまでの医学の常識では理解できないひとことでした。私にとってこの出来事が人の意識の仕組みを根本から見直すきっかけとなり、長い年月を費やしましたが、人の気持ちと考えとこころの関係や、無意識と潜在意識がこころの形成においてどこでどのような役割を果たしているかがわかってきました。

すると、スポーツなど「ここぞ」という勝負の場面で、なぜ私たちは緊張するのか、なぜこころを無にすると脳の機能、つまり脳力（脳だけが持っている力）が発揮できるのか……など、それまでわからなかったことがおもしろいように次々と説明できるようになってきました。

嬉《うれ》しいことに、このこころの仕組みとアプローチの仕方に関する理論が、北京オリンピック競泳代表選手に「自分を克服する脳科学的な戦略」として導入され、日本チームのメダル獲得に大きな成果を残すことができました。そして、この経験がさらに「脳とこころ」についての研究を深めていくことにつながったのです。

このような経験と研究をもとに、本書ではさまざまな「脳とこころ」の真実を明かしていきます。臨床の現場で闘ってきた医師だから発見できた本書の内容に、自信を持っています。

壊れた脳だけを見ていたら脳の壊れ方に目がいってしまって、目に見えないこころの仕組みまで気づかなかったでしょう。さまざまな治療段階の脳を見てきたからこそ、わかったことがあります。

ただし、一般の方にも無理なくお読みいただけるよう、専門用語はできるだけ使わず、専門的な理論や数式も省き、研究の成果をわかりやすく伝えられる本にしました。

どうぞ、この本を「実践の書」として活用してください。

本書を読んで、あなたの悩みや不安が一つでも多く解決し、さらに、文武両道の才能に磨きがかかり、いままでと異なる大きな人間力を身につけていただけたら、著者として、これほど嬉しいことはありません。

2011年6月

林《はやし》　成之《なりゆき》

困難に打ち克つ「脳とこころ」の法則◎目次

はじめに／3

序章

こころとは何か？

■「こころ」はどこにあるのか？／16
■脳低温療法で発見した、こころの「ルート」／18
■「考えがまとまらない、意欲がわかない」脳の部位から明らかに／22
■こころは、7つの「本能」に逆らえない／28
■「こころの迷い」「こころの疲れ」はギャップで起こる／31

15

1章

疲れない「脳とこころ」をつくる
──「同期発火《どうきはっか》」の力

■疲れ知らずの脳を持つ人、脳もこころも疲れやすい人／36

35

■仕事ができる人ほど疲れない／38
■「好き」「嫌い」が生まれる仕組み／39
■4日前の献立が思い出せない理由／41
■「好き！」「おもしろい！」が脳内を発火させる／42
■なぜ、悲しい話を聞くと悲しくなるのか？――以心伝心の仕組み／45
■わくわくしながら「同期発火」する人は必ず伸びる――ハンドボール日本代表が壁を破った日／46
■恋愛を長続きさせる脳の秘密／49
■相手の脳に入る／51
■あらゆる場面で「同期発火」をパワーアップする「尊敬力」／54
■わかっているけれどその気になれないときは、どうしたらいい？／56

まとめ……「同期発火」のための4つの習慣／60

2章

本番に強い「こころ」をつくる

――「統一・一貫性」と「ゾーン」を使う

■人間関係がうまくいかなくなるのも、脳の本能のしわざ／62
■本番で実力を発揮させる監督の智恵／64
■受験会場の下見はなぜ必要か？／66

■手帳一つで仕事の能率が落ちる／67
■フリーデスクでは、業績が悪化する／68
■イチロー選手も「統一・一貫性」を使っている／70
■力を最大限に発揮する「ゾーン」とは？／71
■マイ・ゾーンのつくり方／73
■本番に必ず強くなる！　脳の使い方／76
まとめ……「統一・一貫性の環境」と「ゾーン」をつくる2つのポイント／78

3章

落ち込んだ「こころ」を立て直す
——「自己報酬神経群」と「仲間になりたい本能」がやる気を生む

■やる気はどこで生まれるのか？／80
■やる気を引き出す、もう一つの本能「仲間になりたい」／83
■勝負に真剣に臨むとき、なぜ緊張してしまうのか？／85
■落ち込んで成長できる人、そのまま成長できない人／87
■一流選手の「まだまだです」が意味すること／90
■あなたの成長を止めてしまう3パターンの否定語／91
■130％まで力は出せる——やる気を本物にする方法／94

■リラックスしすぎない／97
■ノーベル賞受賞者の教え／99
まとめ……「自己報酬神経群」と「仲間になりたい本能」を働かせる4つのポイント／102

4章

「こころ」が記憶力や集中力を高め、独創的なアイデアを生む

――「ダイナミック・センターコア」を連動させる

103

■記憶力は「こころ」の使い方で決まる／104
■忘れる記憶、とどまる記憶のメカニズム／105
■「作業記憶」は本当に三日坊主／107
■「学習記憶」を忘れないための方法／108
■大切なことは3日置いて考え直す／110
■独創的なアイデアを生むには机をきれいにする／112
■行き詰まりを打破するには、15分だけ歩く／114
■**記憶力を高める脳とこころの法則①** 自分から興味を持つ／116
■**記憶力を高める脳とこころの法則②** イメージを重ねる／119
■**記憶力を高める脳とこころの法則③** 予習より復習／120
■**記憶力を高める脳とこころの法則④** ゾーンを使い集中力を高める／121

■記憶力を高める脳とこころの法則⑤　30分学習し、15分で内容を語り「体験記憶」に／123
■記憶力を高める脳とこころの法則⑥　そのものになる／124
■記憶力を高める脳とこころの法則⑦　リズムを意識する／125
■忘れることが力につながる／126
まとめ……「ダイナミック・センターコア」機能を連動させる9のポイント／128

5章

大きくて強い「こころ」に変わる！
自分の殻《から》を破る
——脳は損得勘定が嫌い

■「自己保存の本能」が過剰反応するとき／130
■明るい性格の人は脳の回復も早い／132
■なぜ、一流のスポーツ選手は性格が明るいのか？／133
■こころの広い人とは、自分を守りすぎない人／135
■壁は破れる。限界とは、本能の葛藤《かっとう》にすぎないのだから／136
■目標とする人の写真を見る——強いこころをつくる海馬回／138
■「弱点日記」で成長する／139
■ムダが人を光らせる／142
■どうしても耐えられないときは／143

■本能の過剰反応を克服する方法／146
■脳が求めている貢献心／148
まとめ……自分の殻を破る6つの習慣／152

6章

困難の壁にぶつかったら
――「違いを認めて共に生きる」本能を磨く

■人の脳は違いを認めて共に生きたいと望んでいる／154
■脳に入り、苦手な人を克服する／155
■なぜ、あなたの話は通じないのか？／157
■オーラを感じさせるリーダーになる方法／158
■強い組織のつくり方／160
■人は進化する能力を持っている／164
■全日空と日本航空の明暗を分けたもの／165
■あらゆる困難に打ち克つ脳とこころの法則／166
まとめ……「違いを認めて共に生きる」13のポイント／170

装丁……盛川和洋
図版……日本アートグラファー

序章

こころとは何か？

「こころ」はどこにあるのか？

電線を大きなドーナツ状に巻き、電気を通してみる。すると、ドーナツの穴の部分に磁場ができます。それを外から人間の頭のある個所に当てると、片方の手がヒョッと動くことがあります。手品でも何でもありません。脳の中にある磁場が、外部の磁場と反応することで起こる当然の現象です。

人の体と脳の構造の検査には、ＭＲＩ（磁気共鳴画像装置）という機械を使いますが、ここで使われているのが磁場です。いまのＭＲＩはそんなに強くないので心配ありませんが、磁場を強くしていくと、磁場同士の反応により、気持ちや考えが変わる可能性は否定できないと言われています。実際、ＭＲＩを使うと何か変な気持ちになるという人もいます。このように、構造がある脳から、構造のない機能（気持ちや考え、こころなど）が生まれる仕組みを人は持っていて、しかもこれらは神経機能とつながっています。

「こころとは何か?」という問いかけは、昔から人間にとって大きな課題でした。哲学、宗教、文学、神学などあらゆる分野で議論されてきましたが、結局は「こころは、わからないもの」で、人間の複雑さを確認するだけにとどまっていたように思います。

しかし脳医学から言えば、こころは脳で生まれ、脳に存在し、「人間が死んだらこころもなくなる」という事実があるだけです。こころとは、脳で起こる情報伝達の一つだからです。

脳で生まれる磁場

頭の中、つまり脳で生まれている磁場とは、どんなものでしょうか。

外部から脳に取り込まれた情報を最初に受け取った脳神経細胞(ニューロン)が活動すると、その情報は細胞から伸びた樹状突起《じゅじょうとっき》を介して周囲の脳神経細胞にその情報を次々と伝えます。脳神経細胞同士がつながるところをシナプスといいますが、シナプスは脳を使うことによって新しく生まれ(発芽)、脳内ではニューロンが情報を伝えながら新しい脳の機能を生み出していく。ニューロンは脳活動の基本形で、脳神経細胞同士がつながることによって学習能力などの脳力が高まってくるので、脳の機能にとって非常に大切な部分です。

シナプスが機能し、脳神経細胞がつながると、神経細胞の活動電位（細胞膜に沿って流れる弱い電流）が一気に高まり、情報は次々と活動電位の伝播《でんぱ》によってつながっていきます。活動電位が起こるということは、そこに磁場ができるということです。磁場というのは形がありません。つまり、構造のある脳から構造のない機能が、脳内に生まれているわけです。

そして、そこから気持ちや考えが生まれていると考えられるのです。このため、現在の脳医学では、情報伝達パターンと磁場の変化に関する研究が始まっています。

脳低温療法で発見した、こころの「ルート」

このように、こころは脳から生まれます。心臓の「心」はハートですが、心臓から「こころ」は生まれません。ですから本書では、「心」は「こころ」と平仮名で書くことにしました。

こころというのは、考え、気持ち、本能などとつながっているのですが、このことを解き明かすのに、私は10年以上の歳月をかけ、臨床と検証による研究を続けてきました。なかなかたどり着けなかった答えですが、結論が出てみると、「何だ！　こんなことか」と思えるほど、非常にシンプルな仕組みだったことに私自身驚いています。いまから、その話をしようと思います。

1994年の脳低温療法発見までは、考えや意識や感情を司《つかさど》る部分が限局的（局所的）に壊れている状態の脳を見つけることは、事実上不可能でした。患者の脳は大半が壊れていたからです。

ところが、脳低温療法により瞳孔《どうこう》が開いた患者の4割近くを社会復帰させることができるようになると、限局的な脳の機能を回復させられるようになりました。同時に、いままでとらえることのできなかった、気持ちや考えの発生のメカニズムを検証することができるようになってきたのです。

「はじめに」に書いたように、昏睡状態から回復した患者さんから、「先生がずっと話しかけてくれていたのを、私は覚えていますよ」と言われたときは、本当に驚き、「嘘だろう……」と半《なか》ばパニックになったことを覚えています。

この驚きで気づいたのは、脳内での情報の動きでした。

つねったり、声をかけたりする外部からの刺激に反応する脳の場所は決まっていますから、私たち医師団は、つねにある情報に反応する脳機能を観察していたわけです。ところが、それだけでは説明のつかないことが目の前で起こった。そこで考え、気づいたのが、情報は脳の決まった場所で反応すると同時に、さらにそこから脳の中を駆け巡るのではないか、という点です。そこで、情報が「脳の中を駆け巡ること」によって、気持ちや考えやこころが生まれてくるという作業仮説（研究や実験を進める過程で、暫定的に正しいとみなされて立てられる仮説）を立てました。

ちなみに、このときの患者さんの反応から、「意識の二構成理論（意識は2つある）」の仮説を立てました。外からの刺激に大脳皮質や脳幹網様体が直接反応することによって生まれてくる「医学的な意識」を「外意識」とし、その情報がさらに脳の深部を駆け巡ることによって感情や気持ちとともに生まれてくる「文学や哲学でいう意識」を「内意識」とする説です。

ところが、この「駆け巡るルート」がわかりません。調べるにしても、動物実験のように、人の脳みそを切り開いて電極を刺すわけにはいきません。

言うまでもなく、気持ちや考えやこころのレベルは実験動物と人とでは異なります。したがって、こころの仕組みが動物実験で明らかになったとしても、そこから人の気持ちやこころの仕組みまでわかるわけではありません。無論、ネズミの動物実験で、好きになる神経ホルモンが見つかりましたから、「好き」という感情は神経ホルモンが支配していることはわかりました。このように、気持ちや考えの仕組みを解き明かしてゆくうえで、動物実験は非常に大切な情報となるので、動物実験を否定しているわけではありません。

ただ、感情、理解、気持ち、考え、こころといった、人が人らしく生きるために必要な脳機能の仕組みをも解き明かすまでには到達できないと考えたのです。

そこで私たちは、あらゆる患者の症状と画像解析の検査データをもとに、長い年月をかけて、たくさんの患者の脳の損傷部分と思考や感情の関係について、考察と検証を続け、感情、判断、気持ち、思考、記憶、それに、潜在意識やこころの反応がお互いに関連を持ちながら、どのように生まれてくるかを説明する作業仮説を練り上げていきました。そのうえで、この作業仮説が、どんな条件下でも成立するか否かを一つひとつ検証していったわけです。その結果、人の脳の中で、気持ちや考えやこころを生み出す情報伝達の脳内ルートを突き止めることができたのです。

「考えがまとまらない、意欲がわかない」脳の部位から明らかに

情報のルートを発見できたのは、呼吸停止・瞳孔散大状態から、脳低温療法によって日常生活に戻ることのできた患者さんからのメッセージでした。

日常生活を問題なく送れるほど回復した患者さんが、こう訴えてきたのです。「先生、考えがまとまらない、嬉しい感じがしない、意欲がわかない」と。

同じような症状を訴えている患者のCT画像を調べてみると、驚いたことに共通して脳の深部に位置するA10神経群（ドーパミンA10神経群）と呼ばれる部位と視床《ししょう》に、米粒大の暗い影が点在していたのです。この黒い影が見えた障害部分は、五感の刺激によって大脳皮質に情報が取り込まれた後に、その情報を判断・理解する前頭前野《ぜんとうぜんや》に到達する別ルートに位置していました。そこは扁桃核《へんとうかく》、側坐核《そくざ》、尾状核《びじょう》、視床下部《かぶ》などの感情を生み出す部位であり、前頭前野に情報を伝えていくことによって理解や判断力が生まれます（脳

の部位については25ページ・図1を参照)。

このルートを検証していくことでわかったことは、**われわれのこころは、考えることによって育《はぐく》まれる**ということでした。**感情→理解→気持ち→思考といったプロセスを踏み、感情、理解、気持ち、考えのそれぞれの脳機能と対応して、人間はこころを生み出す**ということだったのです。

つまり、人の「こころ」とは、思考あることでのみつくられる、高次元なものなのです。

こころを生み出す情報ルート

それでは、図1(25ページ)を見ながら、人の脳に入った情報が、どのように脳内を駆け巡るのか、お話ししましょう。専門的な枝葉の話は抜きにして、誰でも理解できるように要点的にまとめてみました。

内容を整理してみると、驚くくらいシンプルでありながら、そこから生まれてくる機能はすごいとしか言いようのないものです。

脳に入った情報は、図のように脳の表面近くの**「①大脳皮質神経細胞」**が認識し、その後、大脳表面の**大脳皮質路**と脳の深部に行く**大脳深部路**に分かれ、２つのルートを通って物事を判断・理解する前頭前野に到達します。

人間の気持ちやこころの形成において、この大脳深部路が非常に大切な役割を果たしており、最初に**「②Ａ10神経群」**と呼ばれる部分に到達します。Ａ10神経群とは、危機感を司《つかさど》る「扁桃核」、意欲を司る「視床下部」、好き嫌いを司る「側坐核」、感動に関係する「尾状核」、臭いの嗜好《しこう》を司る「嗅結節《きゅうけつせつ》」などが集まった部分です。**ここで感情が生まれ、脳は情報に対し、最初に「好き」「嫌い」などと感情のレッテルを貼《は》ります。**

このような仕組みで、「おもしろい」などプラスの感情のレッテルを貼られた情報は、次に、情報を**理解・判断する「③前頭前野」**に入ります。情報は、前頭葉《ぜんとうよう》から線条体《せんじょうたい》というところを通り**「④自己報酬神経群」**を形成し、**「自分で達成したい」**という気持ちを生みます。その後、**思考システムである「⑤線条体－基底核《きていかく》－視床」**を経て、**記憶システム「⑥海馬回《かいばかい》－リンビックシステム」**へと到達します。

この②から⑥までの神経群を総動員し、人は「思考」します。この機能を私は**「ダイナ**

図1　脳に入った情報は①〜⑥のルートを駆け巡る

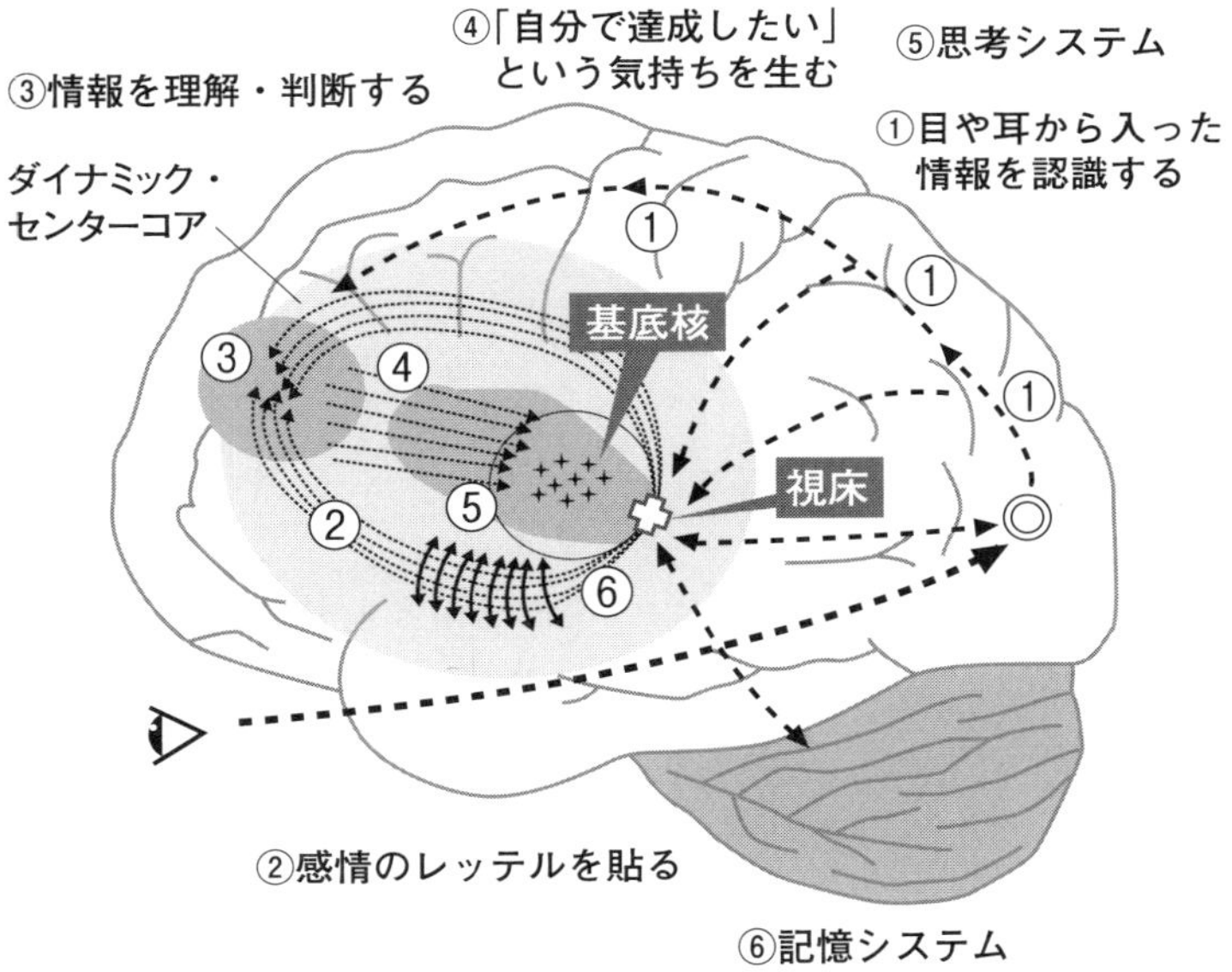

（大脳皮質路）

① 大脳皮質神経細胞（言語中枢、視覚中枢、空間認知中枢など）

② A10 神経群（扁桃核、視床下部、側坐核、尾状核、嗅結節）
③ 前頭前野
④ 自己報酬神経群
⑤ 線条体―基底核―視床
⑥ 海馬回ーリンビックシステム

（大脳深部路）
ダイナミック・センターコア

②〜⑥の「ダイナミック・センターコア」で思考し、こころ、信念、記憶が生まれる

ミック・センターコア」と呼ぶことにしました。前頭葉から脳の深いところにある基底核神経群と連動する神経の集まりが主観的な意識を生み出すという考え（ＴＮＧＳ説＝Theory of Neuronal Group Selection）が、ノーベル賞を受賞した脳神経科学者エーデルマンの「ダイナミックコア」の概念です。私はこの概念を検証し、内なる意識や知能に関する脳機能が本能やこころとも一体で機能するために中心的な役割を果たす神経群の連合体を「ダイナミック・センターコア」と名付けることにしたのです。

ここで、人は「思考」し、「こころ」「信念」「記憶」が生まれます。

これまで長い間、医学の常識では、脳の機能は、脳の表面にある大脳皮質の言語中枢、視覚中枢、運動中枢、感覚中枢といった機能ごとの中枢を中心に働いているとされてきました。

しかし、脳低温療法を開発したことで、瞳孔散大や呼吸停止状態の重症患者を従来に比べて高い確率で日常生活ができるまでに治療することが可能となり、脳の仕組みをより詳細に解き明かすことができるようになりました。すると、ここが大切なところですが、人は大脳皮質にある機能中枢だけでなく、**大脳皮質と連動した、脳のもっと深い部分にある**

図2　こころは7つの本能から生まれる

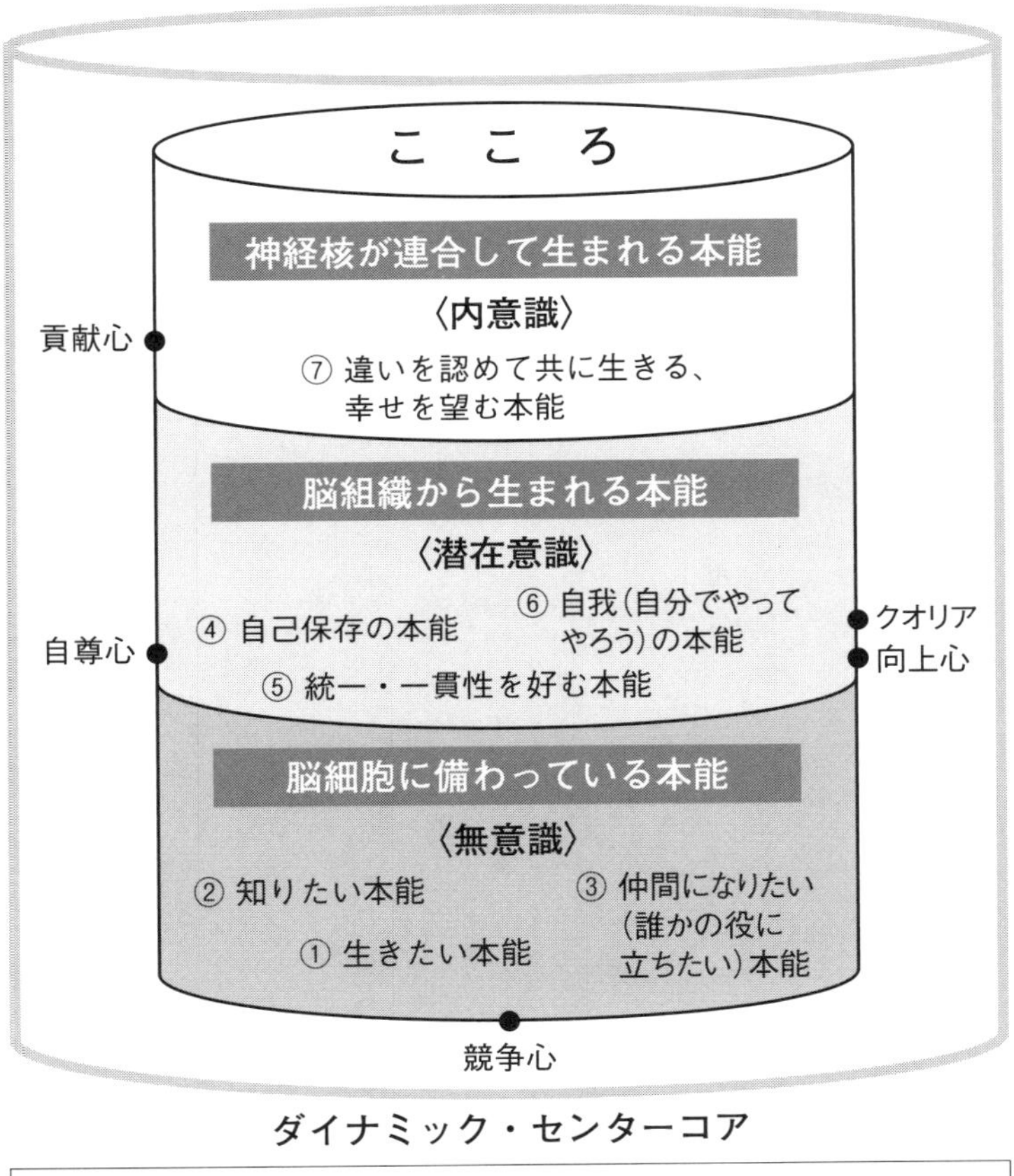

「競争心」は脳細胞の本能から、「クオリア」「向上心」「自尊心」は脳組織より生まれる本能から、そして「貢献心」は神経核が連合して生まれる本能から発生する

神経細胞群「ダイナミック・センターコア」で、感情、理解や判断、気持ち、考え、記憶、こころが生み出されていることに気づき、検証することができたのです。

こころは、7つの「本能」に逆らえない

「脳とこころ」について、知っておいていただきたいことは、**「脳の機能もこころも、本能を基盤に生まれ」、「脳機能・本能・こころは一体で機能する」**ということです。このため、**人は本能には逆らえない**機能構造になっているという点です。

さらに大切なことは、**人は本能には逆らえないが、本能を鍛えることによって変わることができる**という点です。

では本能とは何でしょうか。ここで明確に定義しておきます。

脳が生み出す本能は、全部で7つです。脳は、脳神経細胞、脳組織、神経核の連合部分によって構成されていますが、それぞれの特徴が本能を生み出しているのです。図2（27ページ）にそって説明していきましょう。

図3　人間の脳と本能は何を生み出してきたか？

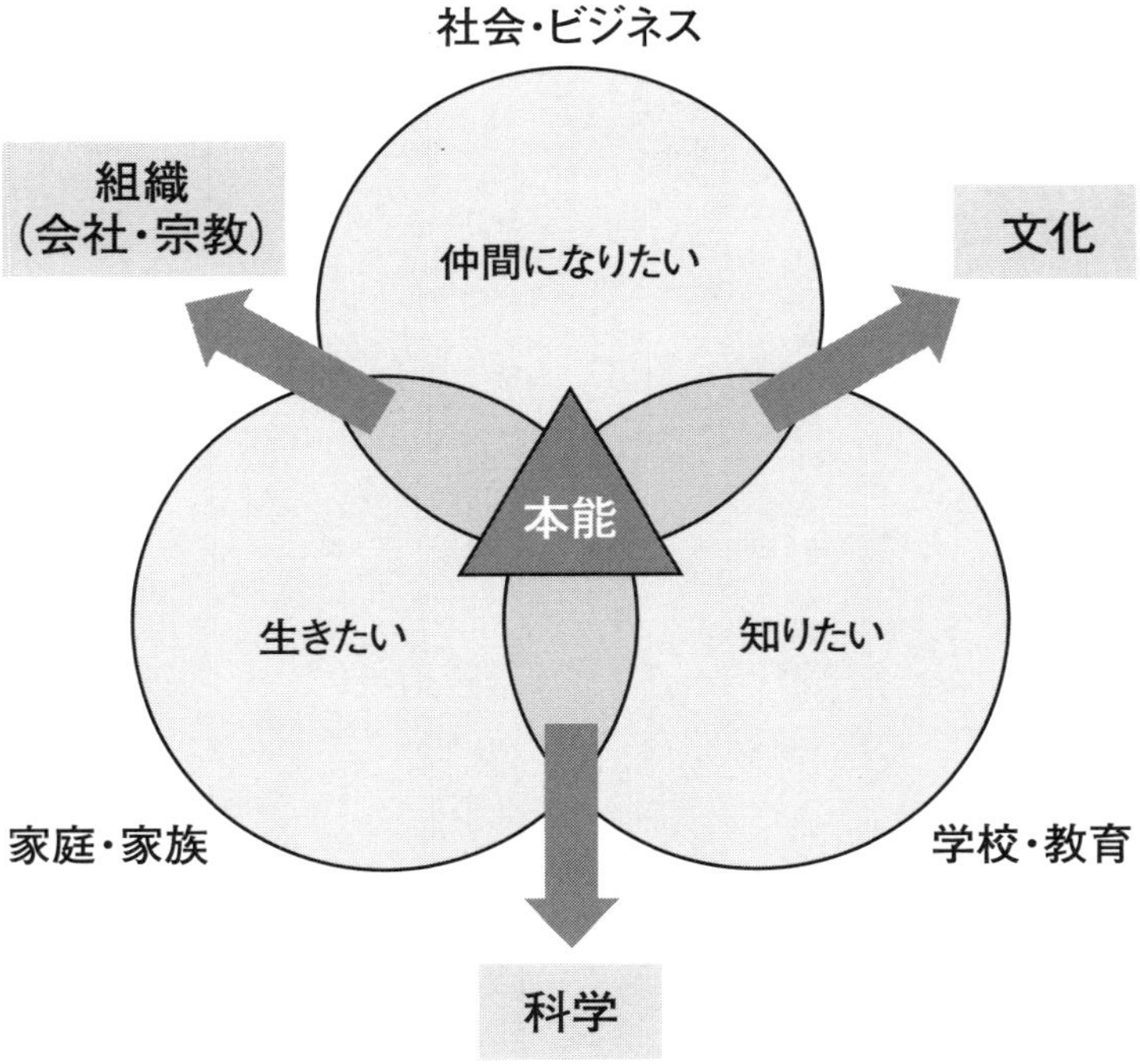

知りたい・仲間になりたい本能をベースに「文化」が、
仲間になりたい・生きたい本能をベースに「組織」が、
生きたい・知りたい本能をベースに「科学」が生まれた

まず、脳の神経細胞には、生まれながらにして備わっている本能があります。それは、**「①生きたい本能」「②知りたい本能」「③仲間になりたい（誰かの役に立ちたい）本能」**のたった3つです。

「仲間になりたい本能」から社会やビジネスが生まれ、「生きたい本能」から家庭・家族をつくり、「知りたい本能」から学校や教育が生まれています。さらに、「知りたい・仲間になりたい本能」から文化につながり、「仲間になりたい・生きたい本能」が組織（会社・宗教）を、「生きたい・知りたい本能」が科学を生み発展させているのです（29ページ・図3）。

次に、脳細胞が集まって組織をつくりますが、そのことによって生まれる本能は、**「④自己保存の本能」「⑤統一・一貫性を好む本能」「⑥自我の本能」**の3つです。

「自己保存の本能」は自分を守り、感情を生み出す基盤、「統一・一貫性を好む本能」は物事の判断・理解の基盤、「自我の本能」は「自分でやってやる」という気持ちを起こす基盤です。

そして、7つ目の本能が、異なる神経核が連合して働くことで生み出される**「⑦違いを**

認めて共に生きる、幸せを望む本能」です。

「こころの迷い」「こころの疲れ」はギャップで起こる

私たちは、誰でも「こころの迷い」を覚えることがあります。


「自分だけ得をしたい」

「自分の子どもだけは才能豊かに育てたい」

「他人の失敗を責め立ててしまう」

「目の前の欲望に負けてしまう」……。


頭では、このような考え方は「狭い了見だ」「よくないことだ」と自覚しているのに、こころが思うようにならないという苦しさは、どなたも一度や二度は経験したことがあるのではないでしょうか。

また、最近はこころに疲れを感じている人が非常に増えています。

「やる気が起こらない」
「集中できないし、記憶力も低下して、気力がわかない」
「何もかもうまくいかないような気がする」
「人間関係がうまくいかない」……。

こころは、脳の本能を基盤に、脳の機能とマッチングして生まれてきます。つまり、「こころの迷い」や「こころと脳の疲労」は、脳機能と本能とこころが一体に機能する仕組みに、ギャップが生まれることで起こります。

たとえば、自分と違う意見を言う人を責め立ててしまうということがあるでしょう。これは、「仲間になりたい本能」と自分を守りたい「自己保存の本能」の間にギャップが生まれるために生じるこころの迷いです。仲間になって一緒に仕事をしたいと思っているのに、自分を守る本能のために相手を責め立ててしまうのです。この場合は、脳の神経核が連合して働くことで生まれる「違いを認めて共に生きる本能」を使うことが、最も脳に合った対応です。

このような脳の仕組みを知らずに、困難を克服しようとしても、煩悩《ぼんのう》退治や、こころの迷いや疲れを払おうとしても、一時的な効果しか得られないのは当然のこと。根本の解決にはならないからです。こころを鍛えようと思ったら、脳に備わっている「本能」を鍛えるべきなのです。

その具体的な実用についての詳細は、順次この後の章で紹介しますが、脳の機能と本能とこころが一体になって機能している基本的な法則を理解していただけると、こういったこころの問題を解決することにつながるのです。

私たちは、つねにストレスにさらされ、こころの悩みも絶えません。

成果主義、経済優先の社会は、「違いを認めて共に生きる」という人間の脳が求めている本能とは相容れない価値観を生み出しているから、私たちのこころの悩みは増え続けているのです。

自分のこころをどのように鍛えたらよいか、あるいは、人のこころはどのように大切にすればいいのか——この本を読み進むうちに答えを出すことができると信じています。

1章

疲れない「脳とこころ」をつくる

「同期発火《どうきはつか》」の力

疲れ知らずの脳を持つ人、脳もこころも疲れやすい人

親しい友だちと会話が弾《はず》み、時が経《た》つのを忘れたという経験は誰にでもあるでしょう。よいアイデアが次々と浮かび、周囲の雑音も気にならないほど仕事に没頭できて、時間を忘れることもあります。ところが、これとは逆に、会話にしても仕事にしても、時間の流れが遅く感じられてしまうことがあります。

なぜ、このような感じ方の違いが生じるのでしょう。

脳医学的に見れば、それには、脳が持っている疲労除去機能の特殊な仕組みが大きく関わっているのです。

体が疲労するように脳も疲労します。「気分が乗らない」「おっくうだ」「面倒くさい」など否定的な言葉が浮かぶときは、脳が疲労している証拠です。

そして、この脳の疲労には、こころが深く関係しています。「悩みごとがある」「うまく

いかないのではないかと悪く考えてしまう」「焦《あせ》っている」……こころがそうしたマイナスの状態にあるとき、脳が疲れるのです。

こころのストレスは、活性酸素など脳を疲労させる物質を生み出しますので、脳の疲労はなかなか回復しません。しかも、脳の疲労は微妙な体のバランスをとる運動神経群にも影響し、手足などの繊細なコントロールがうまくいかなくなってしまいます。

しかし、人には脳の疲れを除去する仕組みが備わっています。ダイナミック・センターコアの中にあるA10神経群が活性化することで脳の疲労が自動的に除去される仕組みになっているのです。このA10神経群を活性化する最良の方法が、**好き、おもしろい、楽しい、自分でもやってみたい、など前向きの感情を持つこと**です。

友人との楽しい会話で後ろ向きの感情になる人はいないはずです。楽しい会話の最中は前向きの感情になれることばかりですから、自然と脳のA10神経群の働きが活性化されて、時間の経過とともに疲労よりもむしろ爽快な気分で満たされます。

好きな映画を観たり、趣味の模型づくりをすることで気分がスッキリ晴れやかになるのも同じ理由です。ですから気分転換に気の合う仲間と「ちょっと一杯」というのも、脳の疲れをとるための脳の仕組みに適《かな》う方法なのです。

仕事ができる人ほど疲れない

しかし、同じお酒でも、仕事上の愚痴をこぼしたり、積極的になれない分野の話題だったりすると脳の疲れはとれません。また、どんなに重要な仕事でも、前向きな気持ちになれずに取り組んだのでは、仕事がはかどらず疲れてしまうだけです。前向きな気持ちになれなければ、Ａ10神経群は活性化されないからです。

みなさんの職場や周囲には、楽しそうに仕事に打ち込んで「タフだねぇ」と感心されている人が一人や二人は、いるはずです。こういう人は例外なく、本人が「好き」「自分でもやりたい」というふうに積極的な気持ちになっているので、Ａ10神経群が活性化され、疲れ知らずの脳とこころになっていると見ていいでしょう。

脳を活性化させ十分にパフォーマンスを発揮するには、興味を持って前向きに取り組むことがとても重要です。このことは単に脳のパフォーマンスを左右するだけでなく、こころの有り様にも影響を与えるのです。

「好き」「嫌い」が生まれる仕組み

序章で述べたように、目や耳などの五感から入り、大脳皮質にある五感の神経中枢に到着した情報は、こころや信念、記憶を生むダイナミック・センターコアに届きます。そして情報がダイナミック・センターコアの中をぐるぐると繰り返し回るうちに、情報に対する気持ちが定まり、過去の記憶と情報との整合性についての検討を深めていきます。

ダイナミック・センターコアの「A10神経群」という呼び方は、Aの10番目にある神経群という記号のようなものですが、ダイナミック・センターコアの「考える仕組み」が働く前に、入ってきた情報すべてに気持ちや感情のレッテルを貼《は》る役割をA10神経群は担《にな》っています。理解、思考、記憶する前に、すべての情報には感情のレッテルが貼られ、好ましいプラスの感情か、逆にマイナスな感情かは、この段階で瞬時に分けられるのです。

ダイナミック・センターコアで情報がぐるぐる回る回路には、2つのルートがあります。

一つは「こころ」のベースを生み出すルートです。感情中枢であるA10神経群を巻き込みます。

もう一つのルートは、「信念」を生み出します。記憶と深く関わる回路を形成し、情報を過去の記憶と照合することで、考えの正当性＝「信念」を生み出していると考えられています。

この2つの回路が融合する部分には、興味深いデータがあります。それは、情報のインプットとアウトプットに使われる神経伝達路の数を比べると、アウトプットのほうが少ないということです。どういうことかというと、脳の中に一時的に情報が溜《た》まり、2つのルートをぐるぐる回りながら「思考する時間」を取っているということです。このように、感情と記憶と思考の回路でこころは生まれ、しっかり考えたり、プラスの感情を高めたりすることで磨くことができるのです。

信念は、思考の過程で記憶との照合によって生まれるものです。ちなみに信念は、筋が通らないものを拒否したり、多数派に同調しがちになったりする「統一・一貫性を好む」脳の本能の影響を受けますから、ときに頑迷といわれるような困った信念が生まれることがあります。統一・一貫性を好む本能については、2章で詳しく説明しましょう。

このようにダイナミック・センターコアには、「好き」「嫌い」などの感情レッテルを貼られた情報が流れ、溜まり、A10神経群と、記憶と深く関わる回路という2つの回路をぐるぐる流れることによって、こころや信念、考えが生まれていると考えられるのです。**しっかり考え、プラスの感情を高めることでこころは磨くことができる**のです。

4日前の献立が思い出せない理由

ダイナミック・センターコアの中には、情報がぐるぐる回りながら過去の情報などと重なることで「髭《ひげ》を生やした、よく笑う○○さん」というふうに特定の対象物が覚えやすくなる仕組みがあるわけですが、人は嫌いなものをいくら覚えようと思ってもなかなか覚えられません。

それは、こんな理由があるからです。

脳には、あまり重要でないことは3日経過すると忘れてしまう仕組みがあります。序章で、情報は前頭前野で理解・判断されると述べましたが（22〜23ページ）、A10神経群で後ろ向きの感情レッテルが貼られた情報を受けた前頭前野の神経細胞は、3日間だけ活動したあとは、きれいさっぱりと忘れてしまうのです。後ろ向きというのは、「おもしろくない」「嫌い」「たいしたことではない」といった感情のことですから、4日前の夕食に何を食べましたかと尋ねられても、その夕食に何か特別なことがない限り答えられないのも仕方のないことなのです。それこそ、「たいしたことではない」日常茶飯事のことですから。

あなたが高めたいと願っている**理解力、思考力、記憶力といった脳の力は、どれも最初の「感情」によって、そのパフォーマンスが左右されます。**マイナスの感情レッテルが貼られた情報は、しっかり理解できず、思考が深くならず、また記憶も深く刻まれにくくなってしまうのです。

「好き！」「おもしろい！」が脳内を発火させる

では、脳はどのようにして素早く情報を伝達し、一つの概念にまとめあげることができるのでしょうか。

脳の神経細胞は、テレビがOFFでも予備電流を流すように、つねにわずかながら自然活動しています。ですから脳に情報がもたらされるやいなや瞬時に「発火現象《はっかげんしょう》」が起こります。そして、情報を伝達し合った神経細胞の間では、連鎖的に発火が起きているという「同期発火連鎖」の考えが、1990年に神経生理学のディーズマンによって提唱されました。つまり、神経細胞同士が瞬時に情報伝達する仕組みを持っていると考えられるのです。情報は伝わっておしまいではなく、情報伝達ルート上に神経細胞を結ぶループ（輪）を発生させるというわけです。

しかし、この理論では、人間の感情や理解した内容から起こる気持ちの情報が、どのように伝わるのかが説明できません。

脳の神経細胞の情報伝達には一方通行ではなく、情報を受け取った神経細胞から、発信した神経細胞へと必ずフィードバックする性質があります。そこでこの神経細胞伝達の性質をダイナミック・センターコアの回路に当てはめてみました。すると、「これはおもしろい」「興味を持った」という情報は、ダイナミック・センターコアの中で一気に駆け巡ると同時に、その情報を持ち込んだ神経細胞にフィードバックするので、情報の伝わり方がわかります。そして脳内に持ち込まれた情報は一つの概念にまとまることも説明できます。

このダイナミック・センターコアにおける神経活動の連鎖で情報が伝わる現象を、私は

「**同期発火現象**」と名付けました。

A10神経群で「これはおもしろい」と前向きの感情レッテルをつけられた情報は、その情報を届けた大脳皮質全体の神経細胞にも同時にフィードバックされ、情報に関係した脳内の神経細胞すべてに同時にスイッチが入り、同期発火のループをつくるのです。

A10神経群で、より強い前向きの感情レッテルが貼られるほど強い同期発火が起こります。ちょっと気になるという程度の前向きさですと、弱い同期発火になってしまいます。強く興味が持てるものに対しては、自然と理解が深まり、記憶もしっかり刻まれることを私たちは経験的に知っていますが、その理由は、こういうわけです。

人の脳細胞に備わる3つの本能（生きたい、知りたい、仲間になりたい）のうち、脳の思考や記憶に深く関わるのが「知りたい」という本能です。赤ちゃんの脳は自分を守り愛情をかけてくれる母親について、知りたいという前向きの興味を持つことで発達していくのです。

こころを閉じずに、「知りたい」という本能をしっかり働かせ、あらゆることに興味を示すことで、脳が考える仕組みの入り口にあるA10神経群をしっかり前向きに働かせることができます。そうやって考えをまとめたり、記憶力を高めたりすることにつなげることができるのです。

なぜ、悲しい話を聞くと悲しくなるのか?——以心伝心の仕組み

誰かと一緒にお茶を飲んでいるとき、あなたが足を組むと、まるで打ち合わせでもしたように相手も同じように足を組んだという経験はありませんか。「気が合うね」と言いたくなるシーンですが、これはダイナミック・センターコアにある「気持ちが伝わる仕組み」のためです。

同一もしくは似た情報を受け取ると、脳は、相手の同期発火のループとほぼ同じループをつくる力を持っています。脳神経細胞群は、情報を受け取ると同期発火しますが、それと同じ現象は、人と人との間にも発生するのです。

たとえば、誰かから悲しい話を聞くとき。話の内容や話す人の表情、身振りなどの情報を受け取ると、あなたも悲しい気持ちになるはずです。それが同期発火です。情報が伝達されることで、人と人との間に生まれる感情の共有です。私はこれも「同期発火」と呼ぶ

ことにしました。

序章でお話ししたように、人間の脳細胞には、「仲間になりたい本能」があります。また、人の脳組織には、できれば相手と同じにしようとする「統一・一貫性を好む本能」もあります。誰かと一緒に走っているといつの間にか同じリズムで走っているというのも、脳が自然と相手に合わせようとするからなのです。

とはいえ、どんなときでも同期発火が起こるとは限りません。人と人との間で同期発火が起きるには、思考のスタートである**物事への興味が同じであったり、強い感情が伝わることが不可欠**です。つまり、**「なるほど」「自分もそう思う」と共感**すれば、お互いの前頭葉の中の「理解する」「判断する」といった脳機能が、複数の人の間でも同期発火現象を発生させ、気持ちが通じ合うことになるのです。これが「以心伝心」の仕組みです。

わくわくしながら「同期発火」する人は必ず伸びる――ハンドボール日本代表が壁を破った日

同期発火することで、脳のパフォーマンスを上げて素晴らしい成果に結びつけた例を一つご紹介しましょう。

それは、２０１０年に３大会ぶりの世界選手権出場を果たした、男子ハンドボールの日本代表チームのことです。世界選手権出場をかけたレバノンでのアジア選手権に出発する直前、私は、脳医学の立場から勝負に勝つためのアドバイスを求められ、彼らへの講義に出掛けました。

そのころの代表チームは、世界レベルで見れば、決して強いチームとはいえませんでした。２０１２年のロンドンオリンピックを目指していましたが、オリンピックへつながる世界選手権の出場権も得られないでいました。

私は、ハンドボール競技そのものについては素人です。しかし、それまでの試合でのデータを見せてもらい、プレーに関する約30個の質問を投げかけました。もちろん、私は質問の答えを知っているわけではありません。質問の正解ではなく、選手自身に問題点を見つけてもらい、考えるきっかけをつくりたかった。選手全員が「世界で通用しない理由」を考え、その考えを「共有」してもらうのが狙いだったのです。

まず、最初に取り組んだのは、チームの目的を変えることでした。オリンピックに出場することと自体ではなく、オリンピックに出場して日本中の人を感動させるプレーをすることを目標にし（この理由は３章で説明します）、その目標を全員に共有してもらいました。

そのうえで、試合のどの時点で失点するのか、相手より劣っているパフォーマンスは何か、攻撃で工夫できるポイントは何か……などの質問を投げかけ、プレー上の具体的な問題点をチーム全員の課題として認識してもらったのです。

もともと、同じような価値観を持ち、共通する目的で集まってきた選手たちです。それまで自分たちが見逃していた弱い原因、強くなるために必要なことを、全員が積極的な気持ちで考えるきっかけを提供したら、チーム全員が活発な意見を交換しはじめました。

情報発信する人のA10神経群の発火が強ければ強いほど、また目的や背景が重なり合うほど、チーム全員が同期発火しやすくなります。目的達成のために自分たちが何をどうすればいいのか、さらに「プレーを通して日本中の人を感動させる」という共通目的に向かう気持ちが一致し、全員のこころがつながったのです。講義のあと、選手たちは、明け方4時まで戦略や戦術についていて自発的にミーティングしていたそうです。

数日後、大会終了直後のレバノンから「ついに壁を破りました。世界選手権出場権を獲得しました」とEメールをいただきましたが、同期発火していた彼らを知っている私には、驚きはありませんでした。彼らはすでに壁を破っていたからです。

仮にハンドボールの素人である私が投げかけた質問に対して、選手たちが自己保存の本能を働かせていたら、壁は破れなかったでしょう。私の問いかけを「門外漢の意見」と受け流していたら、彼らがここまで同期発火することはなかったはずですから。

ものごとに興味を持ち、積極的に取り組むことで、脳の中で同期発火を起こした。さらに目的を共有し、お互いの気持ちを合わせて同期発火の輪を拡げたのです。同期発火は、かようにパフォーマンスを向上させるのです。

恋愛を長続きさせる脳の秘密

問題は、その同期発火をいかにして持続させるのかです。

結論を先に言いますと、**同期発火現象を持続させるためには、相手を尊敬する気持ちが必要です。**尊敬の気持ちとは「仲間になりたい」「違いを認めて共に生きる」という本能に根ざしたこころの有り様です。ですから、この気持ちを持つことで、ダイナミック・センターコア全体が活性化できるのです。

ここで、同期発火と尊敬についておもしろいお話をご紹介しましょう。

あるとき、女性の編集者が私のところに来て、脳医学の立場から恋愛をテーマに本を書いて欲しいと依頼されました。結局その話はお断わりしたのですが、話をしている中で、その女性編集者から「『恋愛』と『好き』とはどう違うのか?」「長続きする恋愛をするにはどうしたらいいのか?」という質問を受けました。そのときの答えをここでお伝えしたいと思います。なぜなら、恋愛はまさに同期発火の持続だからです。

まず、一つ目の質問、恋愛と好きの違いについて。「恋愛」は、本能に根ざした感情です。生きたい、仲間になりたい、という本能から生まれてくる「相手のために何かしてあげることが嬉《うれ》しい」という気持ちが伴っています。しかし、「好き」という気持ちは欲望に基づく感情ですから、相手を思いやる気持ちが生まれてきません。欲望はあくまでも自分が中心ですから、好き=恋愛とは呼べないのです。

そして、2つ目の質問、長続きする恋愛のためには、気持ちが相手に伝わり、互いの気持ちが一つになる状態が続くことが必要です。これはダイナミック・センターコア全体が活性化し、同期発火している状態のことで、そのためにはお互い尊敬しあえる関係であることが大切なのです。尊敬できれば二人の間にはつねに同期発火が起こり、こころが通じ合って恋愛は自然と深まっていく。ですから、恋愛感情と同時に尊敬の気持ちがあれば、彼氏（彼女）がつくれるし、二人の関係は長く続くということになります。

ところが恋愛下手な人ほど、相手を尊敬することより、損得の計算が先に立ちがちです。恋愛を成就させたい方は、相手を尊敬することから始めることをお勧めします。

相手の脳に入る

こころを込めて話をすれば、自分の思いは相手に伝わる、お互いの気持ちは一つになると思いがちです。しかし、自分と相手の気持ちを一つにするためには、それだけでは不十分です。お互いのダイナミック・センターコアで同期発火を起こす必要があるのです。

互いのダイナミック・センターコアに同期発火を起こすには、次の４つの条件、「**①共通の目標を持つ**」「**②お互いに好きになる**」「**③お互いを尊敬する**」「**④相手の脳に入る**」を駆使しなければなりません。子どもの育脳のみならず会社の組織力発揮、あるいは、自分のパートナーをつくる場合においても、この４条件は大変有効です。

①から③についてはこれまでお話ししてきたとおりですが、「④相手の脳に入る」には、一体どうすればいいのか。ここで一つの具体例を示しましょう。

スーパーマーケットで、「あれを買って！」と暴れている子を「ダメと言ったでしょ！」と叱《しか》るお母さんをよく目にします。お母さんとしては、公共の場でのルールを教えているつもりでしょうが、子どもにとっては単に我慢を強いられているだけ。親の気持ちを理解することはできません。

こういうときは、「そうだよね！　お母さんもあれ買ってあげたいと思ったんだよね。でも、今日、お母さんお金を持ってきていないの」などと、語りかけてあげることが有効です。**相手の言葉を直接繰り返し使うことで相手の脳に入ることができる**からです。

この方法は、意思の疎通が難しい痴呆症の方に対しても有効です。たとえ理解できないと思うようなことを言われても、頭から否定するのではなく、「そうだよね！」と相手の言葉をまず繰り返す。そのうえで、「それだとこんな理由で難しいよ……」というように、理由を正確に述べる。こういったやりとりが大切です。

職場における上司・部下の関係においても、この方法を用いれば、お互いに素晴らしい力を発揮することができます。もし厳しい上司に自分の能力不足を指摘されたとしても、言い訳や反論で自分を守ろうとし過ぎず、「そうです、自分もそこは足《た》りていないと思っています」とまず上司の言葉を繰り返したうえで、自分の主張を聞いてもらうことです。

嫌《いや》だと避けるのではなく、「上司は自分を鍛えるための存在だ」「この上司の下なら自分はさらに高みにいける」と考えることができれば、相手を好きになることができるはずです。

家庭においても、この相手の脳に入る方法を使ってみてください。きっと家族がまとまり、「ウン、そうだよね」という会話が増えてくると思います。同時に、素晴らしい考えや意見には、尊敬の気持ちを込めて褒《ほ》め合う習慣を身につけてください。

最近、円滑なコミュニケーションのためには、褒めることが大切と言われていますが、相手を尊敬し相手の脳に入ったうえで行なわないと、効果はそれほどあがりません。

人は、自分が発した言葉を使ってくれる相手は脳内に受け入れます。相手から、自分の言葉を繰り返し使われながら、尊敬されて褒められると、その情報を前頭前野は「前向きの情報」と判断し、さらに自己報酬神経群（25ページ・図1の④）の機能を生み出す自我を刺激します。すると、自ら「やってやろう」というやる気が高まり、前向きな気持ちが溢《あふ》れてきます。自分が好きな人から、自分の脳に入る言葉をかけられて、褒められると、自己報酬神経群から生まれる気持ちはますます高まってきます。

ところが、こころがこもっていないマニュアルどおりの言葉や、嫌いな人に褒められると、その情報は自己保存の本能に従って「後ろ向きの情報」となるので、3日も経つと前頭前野で忘れ、褒められても気持ちは高まってきません。

たとえ、褒める言葉は同じであっても、嫌いな人に対しては、「あんたに言われたくない」「下心があって褒めている」「先に言われたのでしたくない」「いま、しようと思ったのに」などと自己保存の本能に基づく反対の考えが生まれてしまうからです。

人と気持ちを一つにするために同期発火したいときや、人の才能を引き出す育脳に取り組むときには、「相手の脳に入る」「相手を尊敬する」ことで非常に力を発揮できるようになるのです。

あらゆる場面で「同期発火」をパワーアップする「尊敬力」

同期発火が大切なのは、恋愛シーンに限られるわけではありません。

たとえば、教育現場です。先生がどんなに熱心に教えようとしても、生徒たちが本気になって先生の話を聞いてくれるとは限りません。人には「仲間になりたい本能」がありますから、お互いの気持ちを一つにしたいと願うのは当然のこと。ですから先生という立場であっても生徒に自分の気持ちが伝わらないのは非常に辛《つら》いものです。

では、どのようにしたら先生の気持ちは生徒たちに届くのでしょうか。

叱ってばかりでも、無理矢理納得させようとしても、生徒がこころを開くことはまずありません。先に説明したように、嫌いな人の話は相手のA10神経群が活性化せず、伝わりにくくなるので相手に嫌われたらうまくいきません。

事態を打開するには、先にお話しした2つの方法を使いましょう。一つ目は生徒の脳に入る。もう一つは、この生徒がいるから自分も教師として成長できると考え、こころから生徒たちを尊敬するのです。

相手の脳に入るには、まず生徒の言葉を繰り返し使って「なるほど」と共感してもらい、同期発火させることです。「先生も子どもの頃は君たちと同じことをやっていたよ！でも、それをやっていると、先生の話にも集中できなくなって、後で大変苦労したんだよ……」と仲間になって話すことです。熱心な先生なら当然、生徒たちを好きなはずですし、そこに尊敬が加わることでお互いの気持ちや考えが一つになって、生徒と先生の信頼関係が整い、同期発火を引き起こすことにつながるのです。

言うことを聞いてくれない生徒たちでも、その生徒たちがいるから自分も教師として伸びていくことができると考えれば、生徒たちをより大切な存在として意識でき、尊敬することもできるのではないでしょうか。

尊敬する気持ちが生徒に伝われば、生徒たちもまた、自分の先生は素晴らしい先生だ、と尊敬の念を抱きやすくなり、相互のコミュニケーションは最良に保たれ、教育効果は目に見えて上がっていくはずです。尊敬する力は、自分の能力を高めていくことにつながるのです。

わかっているけれどその気になれないときは、どうしたらいい？

「おもしろくない」「面倒くさい」「嫌い」……。仕事にしろ、勉強にしろ、家事にしろ、誰でもそんな後ろ向きの感情になることがあります。Ａ10神経群でマイナスの感情のレッテルが貼られると、脳は、その情報に対して積極的に働かなくなることを説明しましたが、そうはいっても嫌なものは嫌。「好き」と感じられないことを無理やり好きになろうとしても、それは難しい――。英語が苦手だったり、人前で話すことが不得手だったりなど、人にはそれぞれ前向きになれないことがあるものです。

そんなときは、**ダイナミック・センターコアの神経回路を逆にまわす**脳の使い方で解決できます。興味を持つことで理解するのではなく、**理解することによって好きになり、興味を持つことができます。**ほんの少しでも興味を持てることを探し、実際に取り組んで、易しいことから成功体験を積み重ねるのです。

たとえば、英語が苦手な場合、自分の好きな分野の文章を和訳してみたり、興味の持てそうなところから入っていくのです。もし野球が好きなら、野球用語の英訳を調べてみたり、好きな野球選手について書かれた文章を読んでみるのです。このとき、決して難しいことを頑張って勉強するのではなく、必ず理解できる易しい内容の勉強を繰り返すことです。そうすると、脳内で発火が起こり、やっているうちに英語そのものに興味が生まれ、おもしろくなるからです。

とはいえ、「どうしてもできない……」と思い込んで逃げてしまうといったことも起こりがちです。

たとえば、営業職なのに、人と会うのが苦手な場合。苦手意識がつきまとい、新規顧客を開拓することがどうしてもできない。そんなときはどうしたらいいのでしょう。

脳はこういう場合に対してもおもしろい解決方法を用意しています。その具体的な解決方法は、「**①成功体験を増やすことによって興味を持つ**」「**②夢や望みを高めることによって理解力を高める**」「**③繰り返し考えることによって自分の『やってやる』という気持ちを高める**」です。ダイナミック・センターコアの神経回路の流れを逆に使うのです。

この方法を確実に成功させるためにも大切なのは、難しいことをやるのではなく、**絶対失敗しない内容を繰り返す**ことです。そのとき、**自分でできそうな期限を決めて行なう**とより効果的です。

前述の人と会うのが苦手な営業マンの場合なら、新規顧客開拓ができないと悩みつづけるのではなく、あえて得意分野の仕事に取り組むのです。たとえば、誰もがわかるようなプレゼンの企画書づくりを誰よりも素早くやり遂げる。そうすると、仕事すべてに対し前向きに取り組むきっかけをつくることができます。このように少しずつプラスの感情レッテルの範囲を拡げていけばいいのです。たとえ人と会うのが苦手であっても、いつのまにか自分だけのアプローチで新規顧客開拓ができるようになるはずです。

この解決方法は仕事に限らず、勉強やスポーツにおいても通用します。**成功体験を確実に増やしてゆくことで、気持ちが前向きになるだけではなく、脳内では成功の神経回路を**

再構成しやすくなるからです。 スポーツにおけるルーチンワークも同じ意味を持っています。勉強なら、絶対失敗しない易しい内容の勉強を反復します。算数が嫌いな子に100マス計算をやらせるよりも、簡単な10マス計算をたくさんやらせて、その成果を褒めることです。

また、自分が置かれた状況を好きになるには、愚痴を言ってはいけません。嫌だ、嫌いだと愚痴を言っていては、結果を出すことは不可能です。愚痴を言うこと自体が、自分の脳に「働かなくてもよい」というシグナルを送っていることと同じだからです。しかも愚痴を聞かされた人の脳にもマイナスの感情が伝わり、疲れさせてしまいますので、愚痴を言うのは百害あって一利なし。一つもいいことはありません。

1章まとめ

疲れない脳をつくり、脳力をアップする！「同期発火」のための4つの習慣

❶「好き」「おもしろい」を大切にすれば、脳もこころも疲れない

❷強い感動は仲間に伝わる。チームを一つにすることができる

同期発火の条件とは、「①共通の目標を持つ」「②お互いに好きになる」「③お互いを尊敬する」「④相手の脳に入る」

❸どうしても「好き」になれなかったり、「やる気」が出ないときには、まず理解する。理解できると、脳は興味を抱き、好きになる

❹どうしても苦手なことは、「①成功体験を増やす」「②夢や望みを高める」「③繰り返し考えることで『やってやる』という気持ちを高める」が有効

そのとき、

・絶対に失敗しない内容を繰り返す

・期限を決めて行なう

と効果的

2
章

本番に強い「こころ」をつくる

「統一・一貫性」と「ゾーン」を使う

人間関係がうまくいかなくなるのも、脳の本能のしわざ

人の脳は、整ったものやバランスの良いものが好きという傾向があります。これは**「統一・一貫性を好む本能」**のしわざです。美人やイケメンは好ましく、逆に見た目がアンバランスだったりすると、それだけで「何となく嫌《いや》」と感じてしまいます。美人・イケメンの判断基準には個人差がありますから好みは人それぞれですが、顔、スタイル、話し方などが自分の持っているバランス基準と大きくずれると、それだけで脳の本能は拒絶したくなるのです。

また、自分と反対の意見を言う人を嫌いになるのも脳の本能のしわざです。自分の脳の統一・一貫性からはずれる話は受け容れにくく、また自己保存の本能が働くことで、「嫌い」と感じ、避けようとしてしまうのです。

しかし、脳が持っているこうした特徴を理解できれば、それをプラスに利用する方法が

自《おの》ずと見えてきます。

人の脳細胞には、生まれながらにして「生きたい」「知りたい」「仲間になりたい」という3つの本能があることはすでに説明しました。また、脳組織には、「自己保存の本能」「統一・一貫性を好む本能」「自我の本能」があることも、ここまでお話ししてきました。

「自己保存」とは、「生きたい」という本能に根ざしたもので、脳が自分自身を守ろうとする本能。「統一・一貫性」とは、脳が統一性や一貫性が保てなくなる情報を避けたがる本能。そして「自我」とは、主体性を持って報酬を得ようとする本能です。

「自己保存」や「自我」は、生きていくために自分を守り、自ら達成しようという気持ちを起こす意味でとても重要ですし、「統一・一貫性」も正誤を判断したり、類似するものを区別したり、バランスをとったり、話の筋道を通すといった役割を持っていて、前頭葉《ぜんとうよう》の機能の基盤になっています。その一方で、これらの本能が、人のこころに迷いを生じさせる原因にもなってくるのです。

この章では、「統一・一貫性」を中心に述べていきたいと思います。

本番で実力を発揮させる監督の智恵

毎年春と夏に開催される高校野球の甲子園大会は、高校球児たちの憧《あこが》れの舞台です。なにしろ日本でも有数の球場で、5万人を超える観衆の中でプレーするわけです。地方大会を勝ち上がってきたとはいっても、その場の雰囲気は選手たちを圧倒する迫力がありま す。しかも大会はトーナメント方式ですから、ミスが許されません。緊張しすぎるなといっても無理な相談です。5万人以上が見つめる大舞台に立ったら、おそらく誰もが緊張のあまり頭の中が真っ白になり、普段どおりの実力は出せなくなるはずです。

先日、スポーツ記事を書いているライターの方から興味深い話を聞きました。名将と呼ばれている、あるベテランの監督さんが、傍目《はため》には不思議に見えることを実践しておられるというのです。

その監督さんがやっていたのは、こんなことです。球場に到着すると、ベンチにすぐ入らずに球場の中の通路で選手たちを止めて、監督が選手一人ひとりに「バットを持ってベンチへ行ってこい」「グローブを持って行ってこい」などと用事をわざわざ言いつけ、べンチやベンチ裏など球場の中をくまなく動き回らせるのだそうです。

居合わせた人たちは、いったい何をやっているのだろうといぶかしく思うそうですが、選手たちは、普段の練習試合などでもやっているような極めてシンプルな用件を果たすために球場内をあちこち動き回り、そのうちに、いつのまにか甲子園球場が特別な場所ではなく、いつものグラウンドと変わらない場所だと錯覚するようになるというわけです。

甲子園球場は選手たちにとって特別な場所です。しかし、甲子園球場をいつもと違う特別な場所だと意識することは、脳が持っている統一・一貫性を好む本能からすると「場違い」ということになり、脳は本来のパフォーマンスを発揮できなくなります。せっかく厳しい練習を重ねてきても、普段の実力どおりに力を発揮することなどとても望めません。

しかし、この監督さんは、大会の前に球場内を普段のように動き回らせることで、選手たちに「特別な場所」を**「普段と同じような場所」**と感じさせ、大舞台に立つことのハードルを下げていたのです。

その監督さんは、おそらく長年の甲子園球場での経験から学ばれたことを実践されているのだと思いますが、周囲に不思議と映ることが、じつは選手たちのパフォーマンスを上げる、脳の特性に適《かな》った素晴らしいアイデアだったのです。

受験会場の下見はなぜ必要か？

甲子園の監督の智恵は、いろんなケースで応用できます。

受験のとき、試験会場の下見をするように、先生からアドバイスを受けたことはありませんか。

この効果を脳医学から言えば、テスト当日に迷わないためというより、試験会場が特別な場所ではないと思えるようにすることにあります。

ですから可能であれば、会場の入り口を見て終わりにするのではなく、室内に入って席に座り、トイレの場所を確認し、実際にトイレを使用してみるなど、できるだけ自分に馴染みのある場所にしておくといいでしょう。そうすれば、テストの当日も脳は普段どおりのパフォーマンスを発揮できるはずです。

手帳一つで仕事の能率が落ちる

私は、スケジュール管理などのために小さな手帳を持ち歩いています。あるとき、新幹線の乗り継ぎ駅のホームで、鞄を開けて作業をした際に手帳をベンチに置き忘れてしまいました。気づいたときは、すでに新幹線の中。幸い、手帳は心ある人に拾われたため、すぐに自宅に連絡をもらい、宅配便で3日後に届けてくださることになりました。

しかし、ダメでした。3日後に届くことがわかっているのに、その間は仕事の能率が半分に落ちてしまいました。スケジュールが不明なため仕事相手に迷惑をかけたわけでも、手帳が直接仕事に必要だったわけでもない。それなのに、なぜこんなことが起きたのでしょう。それは、私にとっては「手帳が身近にある」のが普段の環境だったからです。手帳がないことで環境の統一・一貫性が崩れてしまったのです。

みなさんも、たとえば携帯電話を自宅に置き忘れて出掛けてしまったとき、仕事が手につかなくなったという経験をお持ちではないでしょうか。いつもの環境に保てるかどうかというのは、脳にとってパフォーマンスが左右される一大事なのです。

フリーデスクでは、業績が悪化する

ひところ、オフィスの新形態としてフリーデスクが話題になっていました。仕事をする机を固定せずに、その日に気が向いた机でパソコンを開き仕事をするというスタイルです。全員が勤務時間中ずっと机に向かっているわけではありませんから、限られたスペースが有効に利用できる、先進的なビジネス空間の使い方だと企業の間でちょっとしたブームになっていました。

ところが、これはスペース効率と引き替えに、働く人のパフォーマンスを落とすことになるシステムでした。

まさか、と思う方がいらっしゃるかもしれません。しかし、これは全国に事業所を持つ、ある大手企業で実際にあった話なのです。その企業では、フリーデスクを採用した事業所だけ、業績が落ちてしまったのです。

脳の仕組みから見れば、毎日違う環境で仕事をするのですから、そこで働く人たちは、統一・一貫性が保てるわけがありません。統一・一貫性は脳の中でも理解する機能を担《にな》う前頭葉の基盤となっているのですから、その本能に逆らえば、新しいアイデアが湧《わ》いてこないのはもちろん、仕事の能率も落ちるのは当然の結果なのです。

その企業が、すぐさまフリーデスク制を中止したのはいうまでもないでしょう。

みなさんも、トイレの中で良いアイデアが浮かんだり、考えがまとまったりした経験があると思います。

トイレの中は、いつも同じ状態にあるため、環境がつねに一定です。お風呂の中もいつも同じ空間です。この**「いつもと同じ」**がキーワードです。脳が持っている「統一・一貫性を好む本能」が求める条件を満たすため、落ち着いて考えることができ、ひらめきが生まれるのです。トイレやお風呂に限らず、誰にでもそうした場所が一つや2つは思い当たるのではないでしょうか。枕が変わると眠れないというのも、そうです。

オフィスを設計する場合には、効率だけ考えていたのでは不十分だということが、おわかりいただけたと思います。席替えをする際にも、使い慣れた机とともに移動するほうがよいのです。

イチロー選手も「統一・一貫性」を使っている

大リーグで活躍しているイチロー選手が、試合前の準備運動などをルーチンワークにして試合に臨んでいることは有名です。こうしたことも統一・一貫性を保つことに役立っているのです。

イチロー選手に限らず一流と呼ばれるプロたちは、自分を落ち着かせ、実力を発揮するための環境づくりを、何かしらしているものです。

統一・一貫性を保つことが脳力を引き出す例は、勝負の世界に生きるスポーツ選手だけに当てはまるものではありません。私たちの日常生活でも同じです。

朝寝坊をしたり、家族と一緒に朝食を摂《と》らない子どもは、理解力や判断力が低下すると言われています。なぜなら、規則正しい生活を送り、統一・一貫性ある環境づくりをすることが脳力を活かす条件に適うからです。

高校野球の監督の話と、手帳やオフィスの話と、イチロー選手の話は、まるで共通点のない関係のない話のようですが、すべて「統一・一貫性を好む本能」の働きという意味で共通しています。

もし、あなたが、本番であがってしまい実力を出せないと悩んでいたら、「統一・一貫性を好む本能」を利用する方法を考えてみてはいかがでしょうか。**規則正しい生活を送り、環境の統一・一貫性を保てる習慣や動きを、普段から意識して身につける**のです。それが「本番に強いこころ」をつくります。

力を最大限に発揮する「ゾーン」とは？

統一・一貫性を好む本能を利用して、驚異的に集中力を高める方法をお教えしましょう。

みなさんは「ゾーン」という言葉を聞いたことがありますか。スポーツ選手がゾーンに入ると、集中力が高まりすごいプレーをするとよく言われます。

こういう話を聞くと、何か特別なものと思われがちですが、「ゾーン」とは端的に言うと「自分が集中できる範囲」のことです。集中しているとき、その範囲の外を人が通っても気にならない自分のテリトリーであり、脳力が最大限に発揮できる**「環境の統一・一貫**

性が保てる範囲」のことなのです。

ゾーンにいるとき、その人の脳力は最高のレベルで発揮されます。脳の力のすべてが集中し、通常では想像しがたいことを可能とするのです。

サッカーのメッシ選手は、足元70センチ以内にボールがあるときはボールを見つづけなくても正確にドリブルしたり蹴《け》ったりすることができるそうです。つまり、メッシ選手のドリブル時のゾーンは70センチということです。イチロー選手が打席でバットを立てるのも、自分とバットまでの範囲をゾーンにするための動作です。

ゾーンは一流と呼ばれるような限られた人だけのものではありません。誰にでもつくることができますし、実際私たちが実体験していることも多いのです。ただ、意図してゾーンに入っているわけではないので、改めてゾーンと言われても、自分たちからは遠いことのように感じてしまうのです。

では次に、ゾーンに入る方法をお教えしましょう。

マイ・ゾーンのつくり方

ゾーンをつくるには、トイレやお風呂にいるときと同じように、いつもの場所で、いつものような気持ちを持ちます。たとえ特別な場所であっても、馴染んだ場所にするために、自分のゾーンを確認します。

ゾーンの範囲は、人によって差はありますが、**自分の腕を伸ばした前後左右くらいの狭い範囲**だと考えてください。私の場合は、イスにきちんと腰掛け、両肩のラインとパソコンを結んだ範囲がゾーンです。

ゾーンに入って最高レベルの脳力を発揮するためには、もう一つ大切なものがあります。それは、**背筋を伸ばして目線を水平に保ち、「空間認知能」を最大限に発揮できるようにすることです。**空間認知能とは、たとえばキャッチボールのとき、相手の胸元に投げたいと思えば、そこをめがけて正確に投げられる脳力のことです。

この空間認知能を正確に働かせるためには、目線が水平でなくてはいけません。目線が傾いていると、左右の目から入る異なる情報を脳の中で補正する必要が生じるので、脳の働きがそれだけ鈍くなります。バランスの良い姿勢は人の脳力を発揮させるために大切なことなのです。

ゾーンの範囲で集中することを習慣づければ、ゾーンに入ることは、たやすくできるようになります。スポーツ選手のように体を動かしている場合は、ゾーンも動くことになります。しかし、バランスのよい姿勢は変わりません。

また、**成功するための条件をブツブツと言葉にしながら、一定の仕草であるルーチンワークをするの**も、統一・一貫性を守るというゾーンをつくるためには有効です。たとえばゴルフの場合ですと、構えるときに「ボールの位置は左かかとの延長線上、クラブの向きは飛球線に直角、両脇を軽く締めて……」という具合に、注意点を小さな声にして出すのです。いつも無意識にやっているような動作でも、声に出すことを習慣にしているとマイ・ゾーンをつくれるようになります。

もし、あなたのオフィスで、仕事に集中できていない人や、つねに目標を達成できない人がいたら、机の配置を換えてみることをお勧めします。仕事ができていないというの

図4　集中力を生む「マイ・ゾーン」のつくり方

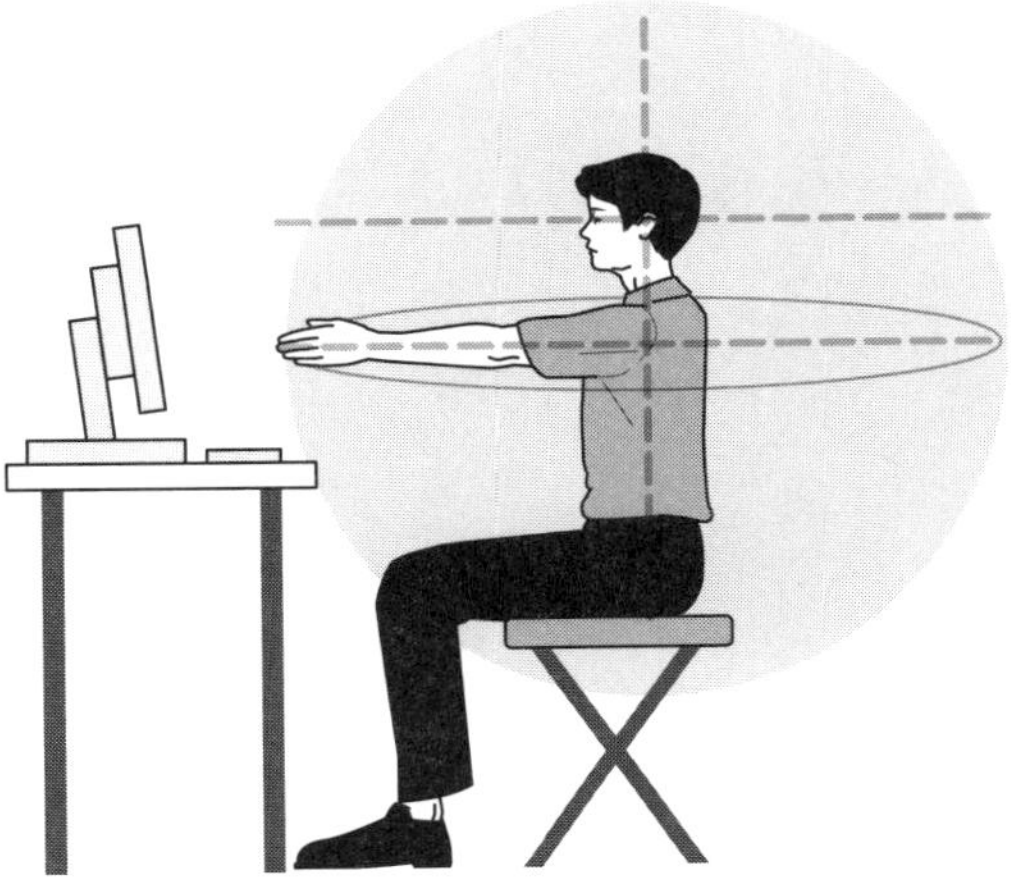

① ゾーンの範囲は、自分の腕を伸ばした前後左右

② 背筋を伸ばして目線を水平に保つ

③ 決まった手順やルーチンワークをするのも、ゾーンに入るためには有効

ゾーンに入ると、人の脳力は最高レベルで発揮される

は、負のゾーンにいることが原因かもしれませんから、仕事の環境を変えてみましょう。しかし、仕事が順調な人がそれをやると、統一・一貫性が保てなくなるわけですから、ゾーンからはずれてしまう可能性があります。その点は注意が必要です。

本番に必ず強くなる！　脳の使い方

知識や技術のレベルを問わず、本番に強い人と弱い人がいます。

本命と目された選手が、万全の体調にもかかわらず予想外のミスを犯してしまうのを、私たちはたびたび目の当たりにします。**ミスは、統一・一貫性をはずれると誰にでも起こる現象なのです。**

ではこの章の最後に、本番に強くなるための脳の使い方をお教えしましょう。

統一・一貫性を守るためには、ここまで説明したように、自分にとって馴染みの環境をつくることです。**いつも使っている物を持つ、要点を言葉にする、普段と同じ行動をとる**ことなどで統一・一貫性ある環境をつくりましょう。

そのうえで、1章でご説明したように、A10神経群を活性化させます。「この状況だから難しい」と考えるのではなく、「**その条件下で最高の結果を出せる**」と考えます。何ごとにも前向きの感情（「楽しい」「気持ちいい」など）で取り組み、自分の脳の中に**強い同期発火を起こす**のです。目的を共有できる人たちとも同期発火を起こしましょう。

そして、目的に向かって**損得勘定抜きに全力投球**します。目的は、あなたのパフォーマンスをあなたの思うとおりに発揮することですから、勝ち負けや、他人と比較したり、評価されるといった結果をおそれる必要はありません。

集中力を高めるために、**自分のゾーン**を確認します。バランスを整え、ゾーンに入れば、あなたは驚くほど集中できるはずです。

2章まとめ

本番に強いこころをつくる！「統一・一貫性の環境」と「ゾーン」をつくる2つのポイント

❶本番に強くなるには、本番の場所を「普段と同じ場所」だと脳に錯覚させる

たとえば、

・ルーチンワークをする

・いつも持っている小物を使う

などを行なうと有効

❷集中力を高めたいなら、ゾーンをつくろう

・腕を伸ばして届く前後左右があなたのゾーンエリア

・背筋を伸ばし、目線を水平に保つ

・決まった手順を踏んだり、ルーチンワークをする。要点を言葉にする

3章

落ち込んだ「こころ」を立て直す

「自己報酬神経群」と
「仲間になりたい本能」が
やる気を生む

やる気はどこで生まれるのか？

やる気を生むのは、これまで説明したように、「好き」「おもしろい」といった前向きの感情です。前向きな感情のレッテルを貼《は》った情報は、A10神経群を活性化し、前頭前野《ぜんとうぜんや》で理解され、自己報酬神経群へ届きます（25ページ・図1）。人の脳の中には、「ごほうびがもらえそうだ」と反応して働く神経細胞群がありますが、それがダイナミック・センターコアの中にある自己報酬神経群です。

自己報酬神経群（図1の④）は、前頭前野（図1の③）と線条体《せんじょうたい》（図1の⑤）の間に介在し、前頭前野で理解された情報が「ごほうびがもらえそうだ」と判断すると、他の脳細胞にハッパをかけるという役割を担《にな》っています。つまり、脳の機能を高めるのに重要な役割を担っている、ムードメーカー的存在というわけです。

ごほうびというと「誰からかもらうもの」というイメージがありますが、**脳にとっての**

ごほうびとは、受動的なものではなく、能動的、主体的なものを指します。自己報酬神経群が「ごほうびがもらえそうな情報が来た」とみて働き出すと、脳の中で強い同期発火が起こり、**「自分でやってやろう」**という気持ちが生まれ、やる気が引き出されるのです。

ところが、やる気が途中でしぼんでしまうこともあります。

みなさんは、こんな経験をお持ちではないですか？　子どものころ、宿題を始めようと考えていると、お母さんから「さっさと宿題しなさい」と先を越されて指示され、急にやる気が失《う》せてしまった。あるいは、先を越されて指示された瞬間、そのことにいらついて「いまやろうと思ったのに」と言いながら机に向かい、漫画を読みはじめたり、お母さんの隙《すき》を見て遊びに行ってしまったり……。

自己報酬神経群は、「自ら働くこと」が大好きです。受け身ではなく、自分が主体となることで機能するのです。ですから、人から具体的に促《うなが》される（指示される）と、嫌《いや》な気持ちになってしまうのです。

もし、みなさんが子育て中で、しっかり考える子どもに育てたかったら、具体的にこうしなさい、ああしなさい、とあまり指示しすぎないことが大切です。特に子どもが失敗したときに「こうすればよかったのに」と責めるのは、子どもの自己報酬神経群の成長を止めてしまいます。自分を守る自己保存の本能ばかりが働き、失敗しないよう、言われたとおりにしようと、自分で考えることを放棄してしまう子どもになってしまいます。こうなると、その子が本来持っているポテンシャルは、まったく活かされなくなります。

これは、なにも子どもだけの話ではありません。大人の社会でも、自己報酬神経群の働きを抑制してしまうことが当たり前のようにまかり通っています。

たとえば、業務のマニュアル化や、部下の失敗をことごとく指摘し監視する上司などです。

マニュアルは、仕事の進め方を統一することで一定の結果を得られやすく、効率的に進めることができますからビジネスで広く採用されています。しかし、脳を育てる観点に立てば、マニュアル導入には賛成できません。マニュアルで決められたことを決められたとおりに進めればよしとなると、主体性を封じ込めてしまうわけですから、当然、考える力は育ちません。結果、個人のパフォーマンスを引き上げて全体の生産性を押し上げることは、難しくなってしまうでしょう。

また、部下が意見を述べる機会を与えず、つねに一方的に指示をする上司も、会社のあり方からすると本末転倒の結果を招く存在です。やる気あふれる職場には程遠いでしょう。

では、相手の自己報酬神経群の働きを止めないためには、どうすればいいのでしょうか。それは、**「自分でやってやる」という気持ちを引き出す良い質問をする**ことです。**「どうすればいいと思う？」**と必ず相手に投げかけて、考えてもらうことです。答えがわかりきっているときでも、相手の言葉で答えてもらうことです。

あなたの上司が「どうすればいいと思う？」と背中を押してくれるタイプなら、その上司はよい上司です。あなたのやる気を引き出してくれているのですから。

やる気を引き出す、もう一つの本能「仲間になりたい」

やる気を司《つかさど》る自己報酬神経群。ここの働きを強める方法がもう一つあります。

人の脳細胞が持つ本能を思い出してください。「生きたい」「知りたい」「仲間になりたい」という3つの本能でしたね。このうち**「仲間になりたい」は、他人のために役立つとき（役立つだろうと思うとき）に喜びを感じて活性化する**ようにできており、誰かの役に立つことが自分への報酬だととらえて機能します。

「人の役に立ちたい」のが本能だというと、意外に感じる方もいらっしゃるかもしれませんね。それも無理はありません。自分を守ろうとする自己保存の本能が働くと、勝ち負けや損得勘定が、「誰かの役に立ちたい」という貢献するこころよりも先に立つことがありますから。

人との競争に敗れてこころがダメージを受けたりすると、その記憶に基づいて自己保存の本能が働き、次に同じようなケースに遭遇すると、他人より先んじることを優先（損得勘定）するようになってしまうものです。

しかし、**損得勘定はあくまでも後天的なもの**です。**本来、人は貢献するこころを身につけて生まれてくる**ものだからです。あの人の喜ぶ顔が見たい、この人のため、あるいはみんなのためにがんばりたいという気持ちが満ちあふれている人は、表情が生き生きとしていることに気づきませんか。本能に従っているのですから自然と豊かな表情になるというわけです。

自己報酬神経群がしっかり働くことで、わくわくしたり全力投球したり、フォア・ザ・チームの気持ちが強くなったりするのです。

勝負に真剣に臨むとき、なぜ緊張してしまうのか？

本気で勝負に臨むときほど、私たちは緊張します。それはなぜでしょう。

誰かと争って勝ち負けをつけることは、「仲間になりたい」という本能と矛盾します。また、「負けたらどうしよう」と考えた瞬間に、自分を守りたいという本能が頭をもたげ、脳機能が低下してしまうこともあります。これでは闘う前に、自分の自己保存の本能に、自分自身が負かされてしまったのも同然です。

ではどうすれば、勝負の場面で、緊張などしないで力を発揮できるようになれるのでしょうか。勝負に強くなれるのでしょうか。

ポイントは、相手と闘うのではなく、「仲間でありたい」という本能を活かすことです。方法は３つあります。

① 闘う相手やライバルは、自分を高めてくれる大切なツールだと捉える

闘う相手は、自分の敵ではなく自分を高めてくれる尊敬すべき仲間であり、相手がいる

から自分は成長できるのだと考えるのです。こう考えれば、「仲間になりたい」という本能が喜びます。

② 勝負は自分を高めてくれるチャンスだと捉える

勝負を好きになることです。「自己保存の本能」が過剰反応しないようコントロールするためには、勝負そのものを闘いではなく自分を高めるチャンスと考えればいいのです。また、普段の練習で厳しくしごくコーチに対しても、自分を高めるために神が遣《つか》わした存在と考えれば、そのコーチと一緒に勝負に臨む気持ちになれます。これで勝負に対し尻込みしてしまう要因を打ち消すことができます。

③ 勝ち方にこだわる

勝ち方にこだわれば、勝負の目的は勝ち負けを決めることではなくなります。自分の力量を試すチャンスですから、本能を活かしながら活発に働く脳機能と一緒に、目標に貪欲になれるのです。

1章でお話ししたように、男子ハンドボール日本代表チームに「プレーを通して日本中の人を感動させる」という目標設定をしてもらった理由は、これです。

落ち込んで成長できる人、そのまま成長できない人

やる気になって脳がしっかり働いても、勝負の場面で緊張しなくなっても、すべてがうまくいくとは限りません。

仕事でもスポーツでも、失敗したら誰でも落ち込みます。本能に従ってこころが生まれ、そのこころで願ったことがうまくいかなかったら、がっかりするのは当然の反応です。

失敗したり、うまくいかなくてがっかりすることを、私たちは「こころが折れる」「落ち込む」「挫折《ざせつ》する」などと表現していますが、それは人である限り、避けては通れません。問題は、そこからどうやって立ち直るのか、なのです。

あきらめて、達成できなかったことは忘れるというのでは、何の解決にもなりません。

大切なのは、確実に前進することですから。

最近、とてもいい質問を受けました。

レスリングでオリンピック出場を目指しているジュニア選手の少年が、私にこう尋ねたのです。

「先生、ボクは試合で負けると、落ち込んでしまってなかなか立ち直れません。どうしたらいいでしょうか」

試合をして勝つか負けるかにその少年はこだわっているわけです。彼は、負けた悔《くや》しさに涙を流し落ち込んでいますが、落ち込むのは、先に説明したように当たり前のことです。そう言って、私は少年にこう伝えました。

「負けたら進化するチャンスなのだよ。負けるには理由があるはずだから、**勇気を持って自分に足《た》りなかった点を明らかにしよう。**それを次に一つでも乗り越えたら、必ずいまより上のレベルになるのだから。**負けたら、『これですごい選手になれる』とわくわくするんだ**」

少年は負ける辛《つら》さを正面から受け止めています。そのうえで、一言ももらさぬように真剣に私の話を聞いている。この少年は、この先大きく成長するだろうと私は確信しました。

彼と同じジュニアの選手の中には、練習中コーチに叱《しか》られて泣き出す子どももいました。涙するのは、人の話を聞き流さず、真正面から受け止める素直なこころを持っている証《あかし》です。**自分ができないこと、負けたことを悔しがれるのは、一つの才能です。**その証拠に、大人でも、強い選手ほど悔しがります。

逆に、負け、失敗など、不都合なことを受け流すのは、自分を守ろうとする自己保存の本能が働いているからです。一見、そのほうが、こころに波風が立たず、脳やこころも楽になって、ストレスもたまらないので、心身に良いように思えますが、それは違います。それでは進化できません。自己報酬神経群の機能を止めてしまっているのですから。こころのキズと一緒に、せっかくの成長のチャンスにフタをしてしまっているのです。

自分に不都合なことが起こり、こころが折れそうになったときほど、自己報酬神経群を機能させ、成長できるチャンスと考えましょう。自己保存の本能より、自己報酬神経群を働かせることを意識するのです。

それが、挫《くじ》けないこころをつくる、脳の使い方です。

そして、強くなる（達成力を高める）ためには、自分の弱点を認めたうえで、それを改善する方法を探し実践することです。弱点を認めることは辛いことですが、「やってやる」と自己報酬神経群を働かせ、弱点を改善することで確実に自分が進化できるからです。

しかし、「ライバルは全部はねのけるつもりでやる」「とにかくがんばる」というやり方をよく耳にしますが、これは誤りです。すべてをはねのけるのは、仲間になりたいという本能に反するので無理がありますし、とにかくがんばるというのでは、何をがんばるのかが、脳に伝わらないからです。

一流選手の「まだまだです」が意味すること

野球にしろ、サッカーにしろ、超一流と呼ばれ、国際大会に出場するレベルの選手たちの多くは、ここで説明した「勝負に臨むこころ構えのつくり方」を知っています。

それは、試合に勝ったあとのインタビューに表われています。

インタビュアーに「今日の試合、見事な勝利でしたね」と振られた選手が、「まだまだです」と答えるのをみなさんもお聞きになったことがあるでしょう。一般には謙遜《けんそん》と受け取られているようですが、「まだまだ」という言葉は謙遜ではなく、勝利と別の、**目標に**

対する感想だと見るべきなのです。

この言葉の裏には、勝敗は単に結果であって、そこに至る過程で自分が目指していた内容（たとえばヒットの打ち方や、ゴールの決め方など）に重きを置いているという意味がこめられているはずです。そうでなかったら、超一流でありつづけることは、脳の仕組みから見て極めて難しいことといえるからです。みなさんもスポーツ観戦のときに勝敗に目を奪われすぎずにご覧になると、また違ったおもしろさを感じると思います。

ついでに申し上げると、謙遜には相手の厚意を引き出そうという計算があります。脳機能をフル活動させるためには、計算を越えたひたむきさが必要ですから、勝ち方にこだわる勝負の仕方からすれば、むやみな謙遜こそ「まだまだ」です。

あなたの成長を止めてしまう3パターンの否定語

負けを経験するのは辛いものです。二度と負けたくないという気持ちとともに、またこの次も負けるのでは、と不安になり、逃げ出したくなります。

そもそも、永久に勝ち続ける「超一流」選手など世の中には存在しませんから、負けることは誰にでもあることで、当たり前のこと――などという言い訳で、みなさんは、ご自分の成長を止めてしまっていませんか。

勝負というから、特別な気がするのかもしれませんね。

たとえば仕事中に、「これはやり遂げるのは無理かも……」「どうせうまくいかない」などと考えたことがありませんか。こうした考えは、**脳の自己保存による、自分を守ろうという反応が過剰に表われたものです。**できないことを正当化したがっている状態ですから、そこから抜け出さない限り事態は好転しません。

しかも、いったんこうした否定的な考えにとらわれると、脳の思考力や記憶力などのパフォーマンスが落ちてしまいますから、ますます達成は遠のいてしまうわけです。

困難な課題に取り組むときこそ、なぜ無理に思えるのか、難しそうなのか、その理由を分析して具体的な解決策を探すことが、道を開くのです。

そのためにも、ものごとに当たるときは**否定語を使わない**ことを基本原則としましょう。否定語とは、「嫌だ」「疲れた」……といった、マイナスな感情を生む言葉です。

避けたい否定語は、次の3パターンです。

①「嫌だ」「無理」「どうせうまくいかない」「忙しい」などの愚痴言葉を使う

自分の脳を疲労させるだけでなく、聞いた相手の脳まで疲れさせてしまいます。「だるい」「面倒」「疲れた」なども、否定の愚痴言葉です。

② 自分の弱点を隠して言い訳をする

自分の弱点を指摘されると、人はがっかりするものです。それが行き過ぎると、自己保存の本能が過剰反応してしまい、弱点を隠したり、原因を自分以外に探そうとするのです。揚げ句には、人の失敗を期待することも。こういった人の側にいるときは、負のスパイラルの入り口にいるようなものです。

③ 途中なのに「できた」「終わった」「達成した」「完成した」などの完了言葉を使う

物事を達成できていないのに、「できた」「完成した」「達成した」という言葉を使うことは、脳にとっての否定語です。一見否定語とは思えないかもしれませんが、この言葉を使うことで、自己報酬神経群にこれ以上機能しなくてよいと言っているのと同じ効果を生んでしまいます。

会議のとき、終了間際になるとそれまでの議題に集中できなくなりませんか。それは、「そろそろ終わり」と考えることが脳のパフォーマンスを落とすからです。

そのためには、「もうこれで完成した」と認識しない目的の設定が必要です。会議の時間が終わりに近づいても、**議題そのものを考え続けるような目的設定にすればいい**のです。たとえば新商品の企画案を諮《はか》る会議の場合。新商品案が会議で通ることを目的にするのではなく、この商品で世界中の人を感動させることを目的にすれば、脳のパフォーマンスは落ちません。

130%まで力は出せる——やる気を本物にする方法

繰り返しますが、失敗を恐れるのは、ほとんどの場合、自己保存の本能が過剰反応しているからです。自己保存がいけないというのではなく、過剰反応するのが良くないのです。多少の失敗があってもそこから学び取るべきことを学び、たゆまず前に行くことが大切です。それもコツコツではなく、**決断したら一気に目標達成するまで駆け上がる**のです。

コツコツやることは、一般的にはよいこととされていますが、その裏には「失敗しないように慎重に進めよう」という自己保存の本能が表裏一体で隠れています。

ですから、最初は一歩ずつ進めているつもりでも「失敗しないように」という自己報酬神経群にとっての否定語が作用して、どうしてもやる気が徐々に薄れ、「だいたいできた」などという妥協が生まれてしまうのです。

脳をフル活用し、達成率を高めるためには、コツコツは間違いなのです。いかに達成するのかという達成の仕方を追求し、最後の詰めにこだわることで、脳はその才能を最大限に発揮できるようにつくられているのです。

ある実験によると、人の脳は、普段の脳力の130％まで働かせることができるといわれています。現実離れした高すぎる目標設定では、自己保存の本能が働いてしまいますが、**最初に130％を目指してスタートすれば集中力が増し、達成率をアップすることができます。**

達成に向けて一気に駆け上がることが大切ですが、そのためには目標を明確に持つことが欠かせません。目標は、目的に向かう道標（みちしるべ）です。目標を明確にせず、ただ「がんばります」だけでは何をがんばるのかが不明なので脳は反応しません。「目的が達成できなかったけれど、がんばったからいいや」などと、力を出しきらない癖をつけてしまう、そんな悪循環さえ起こしかねません。

目的を目指す目標は130％まで拡大できますが、最初のうちは小さな目標から始めましょう。**小さな目標も一気に駆け上がり、達成する喜びを味わいましょう。**それが自信につながります。小さな目標達成を繰り返すことで成功体験を重ねていきます。そうすると自己報酬神経群が喜びますから、どんどん鍛えることができます。すると、実力が飛躍的にアップしていきます。

目的と目標を定め、紙に書いて貼っておくなどして、がんばるべき方向とレベルを決めることを習慣にしましょう。そして、**いったん決めたことは最後までやり抜く**ことが大切です。途中で、効率を求めたりして目標をコロコロ変えると、達成しないことが経験として積み重なり、脳の自己保存の本能が働き、「どうせまた目標が変わる」と全力投球できなくなってしまうからです。

自分の達成力に自信が持てるようになったところで、目標設定をより高くしていけば良いのです。

リラックスしすぎない

自己報酬神経群は、主体性を持って考えたり行動したりしないと働きません。社会生活の中で指示を受ける場面は必ずあるのですが、言われたとおりにやればよい、という態度で臨むのは、自分を高めるという観点からはまったく賛成できません。

もちろん従わないで反抗しろ、というわけではありません。自分に指示されたからには、誰にもできない高レベルで実現しようというように、**「自分から」というスタンスを大切に**してほしいのです。

みなさんの周囲に、こんな人はいませんか。指示されるたびに、さらにやり方など具体的な指示を求める人。そういう人に限ってうまくいかなかった場合、その原因を自分以外のことに求めがちです。指示を仰《あお》ぐ裏には、自分を守りたいという自己保存の本能が顔を覗《のぞ》かせています。他人任せでは、自己保存の本能の過剰反応を防ぎにくく、また自己報酬神経群が働かず、考える力が進化しません。

また、大事なプレゼンの直前や自分の将来を左右するような「ここぞ」という大切な局面では、緊張を覚えるでしょう。こうした状況でリラックスすることが大事だ、という人がいますが、これは大きな間違いです。

緊張感は身体の調子を上げる役割を持っています。緊張により、気持ちが高まると、交感神経が刺激され、心臓や呼吸器が活発に動き、脳や手足に十分な酸素が送り込まれるのです。同時にアドレナリンが放出され、肝臓のグリコーゲンを分解することで運動のエネルギーとなるブドウ糖がつくられます。

もちろん、緊張しすぎると脳の中の視床下部《ししょうかぶ》にある自律神経が影響を受け、血中のカテコラミン濃度が上がり筋肉を硬くしますから、手や声が震えたりして力を発揮できなくなります。ただし、自律神経は自分の意思でコントロールすることはできませんが、呼吸によって間接的にコントロールする方法があります。

息を吸うと交感神経の働きを高め、息を長く吐けば副交感神経の働きを高めます。過度の緊張は交感神経の働きが優っている状態ですから、息をゆっくり長く吐き出すと落ち着くことができます。深く吐き出すときに腹筋を締めるのがコツです。

ちなみに、こうした大事な場面に臨む人に、周囲が「がんばれ」「気合いだ」と励ますことがありますが、この励ましは、ムダです。こうした言葉が愛情に基づくことは理解できますが、残念ながら「気合いだ」といくら叫んでも、自己報酬神経群は刺激を受けないからです。むしろ、「言われなくてもわかっているよ」と逆効果になりかねません。

ノーベル賞受賞者の教え

目的と目標を明確にし、主体的に、達成の仕方にこだわり、目標達成に向けて一気に駆け上がる。自己報酬神経群を働かせるコツをまとめるとそうなります。

この章で、私たちには、人の役に立ちたいという本能があることを説明しました。また、自己報酬神経群は、自ら主体となることで機能することもおわかりいただけたと思います。つまり、**やる気を引き出すポイントは、自分が楽しいと思う、自分の仕事（行為）で、誰かを喜ばせることにあるのです。**

やる気になるための本来のモチベーションには、経済的利益や名誉などは必要ないのです。社会的な競争など後天的な環境が、脳が機能するために本来持っている「貢献するこころ」を損得勘定にすり替えているといってもいいでしょう。

金メダリストの言葉を思い出してください。2000年シドニーオリンピックの女子マラソンで優勝した高橋尚子《たかはしなおこ》選手は「すごく楽しい42キロでした」と語り、2004年アテネオリンピック平泳ぎ（100メートル）を制した北島康介《きたじまこうすけ》選手はプールから上がるや「チョー気持ちいい」と叫びました。彼らの言葉は、走ること、泳ぐことを純粋に楽しんでいた証拠。だから最高のパフォーマンスを発揮できたのです。

損得勘定抜きに全力投球することこそが、本物のやる気を引き出すコツなのです。

私自身がそのことを実感したエピソードを紹介し、この章のまとめとします。

私がアメリカに留学しているときのことでした。私と同じ研究棟にノーベル賞を受賞した先生がいました。2日にわたり徹夜で実験に没頭していた先生を見かけた私は、ねぎらいのつもりで「ハードワーク」と声をかけたところ怒られてしまいました。「なぜハードワークなのだ？　いま自分は最高の気分なのだ」と。

肉体的には疲労しているはずですが、頭はA10神経群が活性化しているので疲れていない。先生のこころはまさに「やってやろう」とやる気で満ちあふれていたのです。ですから「ハードワーク」という言葉は、先生にとっては、水を差す言葉以外のなにものでもなかったのです。

ノーベル賞がこの先生の目的だったら、受賞後も徹夜で実験することはなかったでしょう。しかし、受賞後も徹夜で研究に打ち込むほど損得勘定抜きに全力投球する方だから、ノーベル賞に輝いたのだと、私は思います。

3章まとめ

落ち込んだこころを立ち直らせる！「自己報酬神経群」と「仲間になりたい本能」を働かせる4つのポイント

❶「自分でやってやろう」「誰かのために役に立ちたい」という本能がやる気を生む

❷落ち込んだときこそ、成長のチャンス。弱点を自分で認めれば、必ず成長する

❸勝負に強くなるためには、「仲間になりたい本能」を活かす

・ライバルは「自分を高めてくれる仲間」
・勝負は「自分を高めてくれるチャンス」
・勝ち方にこだわる

❹脳は130％まで働かせることができる

・最初から130％の目標でスタートし、達成まで一気に駆け上がる
・小さな目標を達成していくと脳は喜ぶ
・目的と目標を紙に書く
・リラックスしすぎない
・否定語を使わない

4章

「こころ」が記憶力や集中力を高め、独創的なアイデアを生む

「ダイナミック・センターコア」を連動させる

記憶力は「こころ」の使い方で決まる

わくわくした感情を持つことが、脳やこころにとっていかに大事なことか、ここまでの説明でご理解いただけたでしょうか。疲れない脳をつくるためにも、本番に強くなり、やる気を引き出すためにも、「好き」「おもしろい」といった前向きな感情でA10神経群を活性化させることが大切です。

もう一つ、こころの使い方を変えることで大きく伸ばせる才能があります。それが記憶力です。

疲れていると、集中力や記憶力が低下すると感じることはありませんか？　また、好きなことならすぐに覚えられるのに、気が乗らないときはなかなか覚えられない、一夜漬けの勉強はすぐに忘れてしまうといった経験はないですか？

記憶とは純粋に脳機能であって、こころとは無関係と思っている方がいるかもしれません。しかし、序章でも触れたように、記憶が生まれるためには、脳が情報を理解し、ダイナミック・センターコアの思考するプロセスを踏むことが大前提です。

つまり記憶力のパフォーマンスも、前向きな感情でA10神経群をはじめとするダイナミック・センターコアをいかに働かせるかに、左右されるのです。

記憶力の良し悪しの差はどうして生まれるのでしょう。

記憶力を鍛えるにはどうすればよいのでしょう。

まず記憶のプロセスやメカニズムをきちんと理解していただき、次に「こころ」の使い方の視点から、記憶力を高める7つの方法を紹介したいと思います。

忘れる記憶、とどまる記憶のメカニズム

私たちは一概に「記憶」と呼んでいますが、どのような過程を経て記憶されるのかによって4つの記憶に分類できます。

その4つとは**「作業記憶」「学習記憶」「体験記憶」「運動記憶」**です。

五感から受け取ったすべての情報は、前頭葉《ぜんとうよう》に届きます。これが「作業記憶」です。ここで重要でないと判断された情報は3日間で消えることになっています。脳がパンクするのを防ぐためです。

他の3つの記憶は、前頭前野《ぜんとうぜんや》で理解されたのちにダイナミック・センターコアにある記憶中枢として知られている海馬回《かいばかい》－リンビックシステムと呼ばれる神経細胞群で生まれます。

ここでぜひ覚えておいて欲しいのは、記憶は、情報（データ）がそのままの形で残るのではなく、情報の理解に基づくイメージがつくられ、そのイメージが記憶される「イメージ記憶」であるということです。

イメージ記憶というのは、イメージを介したもので、いわば間接的・主観的なものですから、パソコンのようにデータをそのまま格納し、引き出すのとは違います。記憶と実際の色や形が違っていたなどという、いわゆる記憶違いが起こるのも、脳の記憶の仕組み上、仕方のないことなのです。

「作業記憶」は本当に三日坊主

私たちが日常生活の中で目や耳など五感から取り入れた情報は、前頭葉に伝わり、作業記憶となります。今朝何時に起きて、朝食に何を食べたかといった情報は、前頭葉で作業記憶として随時記憶されます。記憶といっても作業記憶は、その作業が終わったあとから次々と忘れられていくものです。そのタイムリミットは3日間。ですから1章で述べたように、4日前の夕食メニューを尋ねられても、いつもと変わりばえしないものであれば忘れてしまい、答えられないのです。

新しい情報に対する脳の神経活動は3日間で止まりますから、たとえば、デパートで見かけた洋服が素敵だなと思っても、3日置いて再び見ると、最初のときほど魅力を感じなかったり、印象が変わっていたりすることがあります。最初に見たときの情報が自分にとって本当に重要なことではなかったので、神経活動が止まると同時に記憶も薄れていくからです。

「学習記憶」を忘れないための方法

これに対し、A10神経群や自己報酬神経群が記憶に関係したときには、作業記憶ではなく他の種類の記憶になります。

「学習記憶」とは、よりよく生きていくために勉強して獲得する記憶です。学習記憶で中心になって働くのが、**短期的な記憶を司《つかさど》る海馬回**です。短期記憶なので、何回も繰り返して思考することで記憶として定着します。

海馬回が壊れると、人は新しいことを覚えることができなくなってしまいます。海馬回は、記憶機能の中でも「短期記憶中枢」と呼ばれる一時的な保管庫ですから、記憶は長く留まることができず、新しいことはいったん覚えても忘れやすいのです。

みなさんもテスト前に丸暗記をした経験をお持ちでしょう。丸暗記というのは、理解を伴わずにひたすら記憶していくことですが、A10神経群をはじめとしたダイナミック・センターコアを機能させない記憶は、はっきり言ってムダな作業です。3日ごとに繰り返し暗記すれば、記憶は続くことになりますが、仮に記憶できたとしてもそれではたいした意味はありません。思考が伴っていないため、せっかく覚えても応用することもままなりません。しかも、脳が作業記憶と判断すれば、脳が持つこの忘れる仕組みから言って3日で消えてしまいます。

つまり、**学習記憶を忘れないようにするためには、ダイナミック・センターコアの「思考」を機能させる。**繰り返し考えて覚える癖をつけることです。

エピソード記憶とも呼ばれるのが「体験記憶」で、自らが体験することで記憶されるものです。たとえば、初めて自分で計画を立てた旅の記憶は、何年経《た》っても鮮明に残っていませんか。あるいは、みんなが憧《あこが》れる場所に旅行に行ったとします。そこで嫌《いや》な体験をしたりすると、旅行前には憧れだった場所が嫌な場所として記憶されてしまいます。その後、テレビ番組などでその土地を目にすることがあっても、いい場所ではなくとんでもない場所だと思ったりします。

このように体験記憶は、記憶の中でも最もインパクトがあるのです。

体験記憶が最も強く記憶されるのは、ダイナミック・センターコア全体が機能して記憶されるからです。みなさんも人から聞いたり、本を読んだりして新しい情報に出会ったりしたとき、その情報が、自分の体験と合致しないと自分の体験をつい優先させることがあるはずです。

いわゆる身体で覚え込んでいる記憶が「運動記憶」です。たとえば、自転車に乗るとか、携帯電話を操作するといった、意識をしなくても行動できる記憶のことです。5年ぶりにスキーをしても滑《すべ》ることができたり、箸《はし》の使い方を忘れることがないのも、それが運動記憶だからです。

作業記憶以外の学習記憶、体験記憶、運動記憶の3つは、ダイナミック・センターコアのA10神経群と海馬回が連動して働き、いずれもイメージ記憶として記憶されるのが特徴です。

大切なことは3日置いて考え直す

私たちの思考は、統一・一貫性を好む本能の影響を受けています。自分の考えに一貫性を持たせたがるクセを持っているので、話の辻褄《つじつま》を合わせたり、論理的な思考をすることができるのです。

ところが、これは見方を変えれば、前の考えに引きずられてしまうということ。最初の発想とまったく違う別バージョンの発想が生まれにくくなる一面も持っています。統一・一貫性を好む本能は、潜在意識とも呼ばれますが、3日間のインターバルを置いて考えることで、その影響を受けずに一から新しい発想をすることが可能となります。

仕事などで複数の案を立てようとするとき、2案目以降は、どれも最初の案の焼き直しになりがちではありませんか。新しい発想のプランを出したかったら、インターバルを置いて企画を見直すための時間を設けます。少なくとも4日間以上準備期間を取って進めましょう。

マイホームを建てるときなども「これだ」と思った物件があっても、3日置いて再度検討しましょう。その物件でいいのかどうか、本当の自分の気持ちが見えやすくなりますから、買ったあとで後悔する可能性を少なくできます。

こんなこともあります。意見が食い違ったときです。人は統一・一貫性を好む本能があるので、自分と異なる意見をはねのけたくなります。ときには異なる意見を言った人そのものまで嫌いになってしまうほどです。ところが、意見がぶつかってしばらく経ってから考えなおすと、相手の意見が優れていたことに気づくという経験も少なくないはずです。それは、3日で忘れるという記憶の機能がなせる業《わざ》なのです。

3日置いて考え直すことを習慣づけることさえできれば、異なる意見も受け容れやすくなるので、自分の度量を大きくすることにもつながるわけです。

自分の意見に固執せず再検討した結果、やはり自分の意見がより適当だという結論に至るかもしれません。その場合でも、相手の意見の良い点に気づくことができるはずです。

独創的なアイデアを生むには机をきれいにする

3日置いて考え直せば、以前の考えにとらわれることなく自分の考えを客観的に検証することができます。これが新しい考えを生み出すヒントになります。ここで、独創的なアイデアを生み出す方法を整理してみましょう。

2章で、フリーデスクを取り入れた会社の業績がなぜ悪化したのか、その原因を述べました。統一・一貫性を好む本能は、前頭葉の基盤なので、新しいアイデアを生むために必要な本能であるというのがその理由でした。

考える力を高め、独創的な発想力を身につけるために必要なことは、次の2つです。

①環境の統一・一貫性を大切にする

いつも同じ場所で仕事や勉強をするなど、環境の統一・一貫性を大切にします。

②クオリアを鍛える

同じように見えても微妙に異なるものごとの違いを見極める「クオリア」と呼ばれる力を鍛える。そのためには、わずかな違いにも注意を払い、その原因や理由について繰り返し考える習慣を持つことです。

1章で説明したように、思考を深くするには、何ごとにも興味を持ち、積極的にA10神経群を働かせ、繰り返し考える。そして、わからないものを避けたりせず、自分で解き明かそうという探求心をつねに大切にします。そのうえで、自己保存の本能を働かせすぎず、自分の意見や経験と異なる意見やデータをおろそかにしない広いこころを持ち、ものごとのわずかな違いにも注意を払い、「クオリア」を鍛えることです。

そのうえで、新しいもの、独創性を生み出すためには、過去にとらわれてはいけませんから、机の上をきれいにしておくことが必要です。机の上に過去につながるものが山積みになっていたのでは、気持ちが引きずられてしまい、どうしても新しい発想は生まれにくくなるからです。

行き詰まりを打破するには、15分だけ歩く

アイデアを出そうと繰り返し考え抜いても、いわゆる行き詰まった状態に陥ることがあります。こういうときは、どうやって事態を切り抜ければいいのでしょう。

アメリカに留学しているとき、私は行き詰まりを解消する達人を目撃しました。

その人は、行き詰まったときに新聞を読みはじめるのです。時間的に切迫していて、家人に「急がなくていいの?」と心配されても平気で新聞をめくります。行き詰まるとは、文字どおり先に進めないこと。つまり、もうダメだ、というときです。そのときこそ「新聞をひととおり読むと力が入る」と言っていましたが、壁に当たったまま執着して考えつ

づけてもますます深みにはまるだけ。いったん別のことに短時間集中すると、行き詰まった脳の状態を切り替えることができます。達人の方法は、脳の仕組みに適《かな》ったやり方なのです。

実際、いくつかの方法を私自身試してみました。効果的なのは、**自分の好きなことを15分程度やることです。**人が集中できる時間は20分ですから、15分以上やると集中力が途切れ、気分転換のつもりで始めたことに悩みが生じる可能性があり、逆効果になりかねません。

私の場合、行き詰まってストレスがたまったときは、散歩をするのが一番有効です。庭に出てゴルフのアプローチをすることもあります。ただ漠然とではなく、歩く姿勢や目線、ボールの位置などを確認しながら、頭を使い集中するのです。そのあとで、再び元のことを考えはじめると、行き詰まったときの考えにとらわれず、新しく冷静に考え出すことができ、行き詰まりを破ることが可能になります。

新聞を読む、歩く、ゴルフボールを打つなどのほかには、アイロンをかける、掃除や洗濯をする、台所のシンクを磨くなどの家事もいいでしょう。鞄の中や机の上を整理するというのもお勧めです。決して休むのではなく、頭を使いながら別のことをやるのがポイントです。注意したいのは、長時間熱中しすぎることはやらないことです。ゲームをしたり、長編コミックを読んだり、別の仕事をしたりしてそっちのほうに熱中してしまうのでは、本末転倒になりかねません。

自分に合ったスイッチ方法を見つけておくと、行き詰まった状況を抜け出すことができます。

記憶力を高める脳とこころの法則① 自分から興味を持つ

学習記憶は、勉強したものを覚えていくという記憶です。忘れたくない記憶です。ところが、なかなか覚えられないし、覚えたとしても忘れてしまうのが悩みです。

そこで、ここまでのおさらいも兼ね、記憶力を高める「こころの法則」をまとめてみましょう。

まず注目していただきたいのは、「記憶」は、脳の中で独立して働いている機能ではないということです。脳神経細胞の本能・理解する力・達成する力・繰り返し考える思考力と関連しているのです。ですから思考するシステムのパフォーマンスを高めることも記憶力を引き上げることにつながるのです。

おさらいになりますが、A10神経群で前向きの感情レッテルが貼られたり、自己報酬神経群によって自分にとって嬉《うれ》しいと判断されたりすると、その情報は思考する過程へと強くインプットされます。

人に言われたからではなく、興味を持って自分でやろうという主体性が強いほど自己報酬神経群が活発に働きます。目的と目標を的確に分け、いかに達成するのかという達成の仕方にこだわり、損得勘定ではなく全力投球する。それが、記憶力を高める秘訣なのです。

鉄道が好きな方、自然観察が好きな方、コイン収集が好きな方など、周囲の人が「○○博士」とニックネームをつけるほど実に詳しく専門分野のことを暗記されている方が、みなさんの近くにもいるでしょう。列車の名前、鳥や昆虫の名前だけでなく、その特徴や背景などの付帯情報まで、好きな分野の知識がその人の記憶の中にはびっしり詰まっています。

そういった趣味をお持ちの方とそうでない方の差は、果たして頭の良し悪しでしょうか。そうではなく、**興味があるかどうか、自分で深く知りたいというモチベーションが高いか低いか**ではないでしょうか。そこに記憶力を高めるポイントがあるのです。

試験があるから覚えなくてはいけない知識を目の前にして、「実際に役立つかどうかわからない知識（なのに何で覚えなくちゃならないんだ）」と思っていたら、記憶への入り口で脳の働きに自分で規制をかけているようなもの。それでは覚えられるはずがありません。

とはいえ、どうしても興味がわかないことを覚えなければいけないときもあるでしょう。そういうときは、1章でも説明したように、ダイナミック・センターコアの神経回路を逆にまわします。易しいことから始め、とにかくやってみる。そうやって、覚えなければならない物事が理解できるようになると、脳は必ずそのことに興味を持ち始めるようになるからです。

学習記憶には、体験記憶も伴います。どんな体験をしながら覚えたのかも記憶の定着を左右します。たとえば、大好きな先生に教えてもらったことや、入院中に美人の看護師さんに自分の病気に関する療養法を教えてもらった場合、体験が学習記憶を強くします。

記憶力を高める脳とこころの法則②　イメージを重ねる

脳は、情報が多角的に重なることで、より強く記憶する仕組みを持っています。たとえば、ある人物を見たとします。目で見た情報は視覚中枢が受け止め、ダイナミック・センターコアで多くの神経群を通りながら、背が高い、メガネをかけている、やさしそうだ、といった情報を重ねていきます。こうして重なる情報には見たときの印象や自分の感情まで含まれ、「イメージ記憶」を形成するわけです。歴史を勉強するとき、登場人物の写真やイラストがあると、より強く記憶に残りやすいのはそのためです。

つまり、脳はイメージを介して、見た目以上の情報をいくつも重ねて、記憶をつくり出しているのです。**重なる情報が多ければ多いほど記憶はより強く、より正確になっていく**わけです。

海馬回には、複数の情報が入ることで興奮し、その機能が高まるという特質があります。ですから覚えるときには文字を追うだけでなく、声に出して読むことも意識的に複数の情報を重ねることになり、より効果的に覚えやすくなります。

さらに、歴史上の人物の名前を覚えるときに名前だけを覚えようとするのではなく、ストーリーや他の人物との関わり、人物像まで調べて、一人の人間として浮かび上がらせることができれば、自然と記憶に残ります。

記憶力を高める脳とこころの法則③　予習より復習

「だいたい覚えた」と中途半端に終了すると、記憶は定着しません。

覚えたかどうかを確認するには、**3日経《た》っても覚えたことを人にきちんと説明できるかどうか**が判断基準になります。人に話すことで、理解→思考→記憶というプロセスを再度たどり、確認できるのです。

授業の予習は、やり過ぎないこと。ある程度知らないと興味も持てず理解力を高めることができないという点で、予習は大切な勉強です。しかし、あまりやり過ぎると「だいたい知っている」と先生の話を聞き流すことになりがちです。すると、集中力が低下して思考システムがきちんと働かなくなります。当然、授業の内容も記憶されにくくなります。先まわりの勉強をし過ぎないことが大切です。

みなさんのまわりにも小さいころは優等生と呼ばれたのに、学年が上がるにつれて目立たない存在になった、という人がいると思います。授業で先生の話を聞き流していても、しばらくはテストでもいい成績がとれるでしょう。しかし、人の話を聞き流すことが習慣になってしまうと授業の内容に感動する気持ちまで薄れ、当然のように記憶力も落ちてしまいますから、中学を卒業するころには目立たない成績にまで下がってくるのです。

授業はつねに自分にとって新鮮な情報で溢《あふ》れているのですから、初めて触れる新しい知識のほうが感動を呼びます。記憶する際に感動を伴って覚えた場合、イメージ記憶は再構成されやすく、つまり思い出しやすくなると考えられます。

復習は、繰り返し考えることになりますから思考システムが活発に働き、記憶も深くなります。

記憶力を高める脳とこころの法則④　ゾーンを使い集中力を高める

記憶力を大きく左右するのは集中力です。集中力が高まると記憶力も比例して高まります。では、集中力はどうすれば高められるのでしょうか。

その答えは、2章で説明した「ゾーン」に入ることです。ゾーンとは、集中力のピーク時を指すのではなく、自分の脳力を最大限発揮できる物理的なスペースのことです。ゾーンをつくる方法は2章で説明したとおりですが、前提となる空間認知能をしっかり機能させることが大切です。

空間認知能は、姿勢を正して目線を水平に保つことできちんと機能し、目から入った情報に脳が正確に反応することになります。情報を正確に理解したり身体を的確にコントロールしたりすることにつながるのです。

空間認知能を司る中枢には数字を処理する中枢があるため、数字に弱い人は空間認知能が低いとも言えます。**空間認知能が低いということは、ものごとが覚えられなかったり、仕事がはかどらなかったり、運動が苦手だったりと弱点を抱えることにつながります。姿勢を正し、文字を書くときも丁寧に書く。また絵を描く、キャッチボールをするといったことで空間認知能を鍛えることができます**から、普段からそういったことに留意されると良いでしょう。

学業、仕事、スポーツを問わず、ゾーンに入る過程はすべて同じです。美しい立ち姿や歩き方を鍛えることは、文武両道につながる要素だと覚えてください。

ゾーンの他に私が実践している集中力を高める方法を紹介しましょう。私は、**勉強時間を人の半分に短縮し、そのうえで量は人の2倍**にしようと心がけています。スピードとボリュームがともに2倍ですから、合わせれば人の4倍です。学生のころは勉強した時間の長さだけを考えていました。長時間やると勉強した気になるのですが、じつはやったふりをしていただけなのです。いまは、このように集中して取り組み、**3日ごとに繰り返し考える**ことを習慣にしています。

記憶力を高める脳とこころの法則⑤　30分学習し、15分で内容を語り「体験記憶」に

強烈なインパクトを持つ体験記憶を利用すれば、学習記憶の力を伸ばすことができます。

アメリカの大学の医学部で実践されていることですが、45分の授業で先生が話すのは30分。あとの15分で、学生にその授業内容を語らせるのです。授業を集中して聞いていないと授業内容を話すことは無理です。しかも、**きちんと話すことによって授業で聞いたこと**

が、**学習記憶から体験記憶になりますから、記憶はより深く刻まれることになる**のです。

ちなみに、授業と次の授業の間に15分のインターバルがありますが、その間遊んでいる学生はいません。そのインターバルでも、いま授業で聞いたことを必死に覚えるのです。

これは、学習記憶を体験記憶にしている例です。

記憶力を高める脳とこころの法則⑥　そのものになる

さらにもう一つポイントがあります。学習記憶に体験記憶を重ね合わせることでより深く記憶する方法です。

たとえば、遺伝子の勉強をするとします。そのとき、自分自身が遺伝子そのものとなって、遺伝子がどこにどういって、どうなるのか、知識をまとめていくのです。そうすると、自分が知らなかったこと、わからなかったことを明確にすることができます。

少し理解しにくい話かもしれませんが、**自分が学びたい対象そのものになることで、外から見て考えるのではなく、肉薄して体験的に考えることができる**のです。

記憶力を高める脳とこころの法則⑦　リズムを意識する

海馬回と呼ばれる神経細胞が記憶に関わっているわけですが、この海馬回は興奮するとすぐ抑制がかかるという特性を持っています。興奮・抑制という神経活動のリズムがあり、そのリズムはθ《シータ》リズムと呼ばれています。θリズムは1秒間に4～7拍を繰り返すリズムです。

脳では、さまざまなリズムを持った波が起こることが知られています。よく耳にするのはα《アルファ》波でしょう。α波は、1秒間に8～12拍を繰り返す脳波の波動で、気持ちが落ち着いてリラックスしているときなどに現われます。θリズムは、α波よりややテンポが遅いリズムです。

θリズムの中でも多くの人が「乗ってきた」と感じるリズムが、4拍子のあとに間合いをはかるシンコペーションが加わったものです。イチ、ニ、サン、シ、ィー、あるいはイチ、ニ、イー、サン、シ、イーというリズムです。どのリズムが乗れるのかは個人差がありますが、リズムに乗って身体を動かしたり考えたりすると脳のパフォーマンスを引き出しやすくなります。

集団で走るとき、それぞれの足音がリズムを刻みますが、脳には人に合わせたいという仕組みがありますから、走っているうちに自然と全員の足音が揃《そろ》ってきます。まだ自分のリズムを持っていない選手が、リズムを持った強い選手と走ると記録を伸ばすことがよくあります。

θリズムについては未解明の部分が多いのですが、音楽で気分が高揚したり仕事がはかどったりするのは、脳の機能に適っているのは確かです。ですから、自分の気分に合った音楽を探すことも、記憶力アップにはお勧めです。

忘れることが力につながる

ここまで、記憶力を高める方法を説明してきましたが、じつは忘れることも人が備えている力なのです。

いったん覚えたものをすべて記憶しつづけていたら、年齢を重ねるうちに、それこそ百科事典を何冊も頭の中に備えているような博識になれて、なんでもできそうな気がします。

人工知能を持ったロボットの進化が、それに当てはまりそうな気がしますが、人工知能を備えた有名なロボット「ルーシー」開発者のスティーヴ・グラント氏は、著書『アンドロイドの「脳」』（２００５年・アスペクト刊）の中で、ルーシーが人間の脳を超えられないのは、記憶したものを忘れられないからだ、と書いています。

実際、人の脳に忘れる仕組みがあるからこそ、独創的な新しい発想ができる。いったん経験したり学習したりしたことでも、忘れるから再び思考することができ、繰り返し思考することで、他の記憶と照合してよりグレードアップした新しい発想が湧いてくるのです。

新しい情報を取り込む一方、記憶されたデータとも照合する。記憶力を磨き、ダイナミック・センターコアの神経細胞をフルに活用して、自分の未来を力強く、明るく切りひらいていきたいものです。

4章まとめ

記憶力を高め、独創的なアイデアを生む！「ダイナミック・センターコア」機能を連動させる9のポイント

■記憶力を高める7つの「脳とこころの法則」

❶損得を抜きに、自分で興味を持ち、考える

❷イメージを使う――覚えたい内容はいろいろな角度から

❸繰り返し考える――予習より復習

❹ゾーンに入り集中する

❺体験を使う――学習したことを話す

❻そのものになって覚える

❼記憶力を高めるリズムを意識する

■独創的なアイデアを生む2つの習慣

❶机をきれいにし、3日をあけてアイデアを見直してみる

❷アイデアや思考が行き詰まったときは、15分だけ好きなことをする

5章

大きくて強い「こころ」に変わる! 自分の殻《から》を破る

脳は損得勘定が嫌い

「自己保存の本能」が過剰反応するとき

自分を守ろうとする「自己保存の本能」の話は、これまでも触れてきました。この本能は、あらゆる危機から、自分の脳機能を守るために生まれた本能です。自己保存の本能がなかったら、人はその寿命を全《まっと》うすることはできないでしょう。ですから自己保存の本能そのものが悪いわけでは決してありません。

しかし、自分を守ろうとしすぎて、つまり自己保存の本能が過剰に働くことで、まったく逆の結果を招いてしまうことがあります。

脳の生体防御反応が過剰に起こると、自ら脳細胞を壊してしまうことがあります。

身体がダメージを受けて危機を察知すると、脳は血流を守るため血管や心臓を収縮させて、血圧を上げるカテコラミンという神経伝達ホルモンを分泌します。カテコラミンは、肝臓でグリコーゲンをグルコースへと分解して血糖値を上げ、脳のエネルギー代謝物質を増やす働きもします。

ところが、いよいよ生命の危機が増大すると、脳はカテコラミンを過剰に分泌しはじめます。すると血糖値が上がりすぎ、せっかく脳に運ばれた血液中の酸素が赤血球のヘモグロビンから切り離されなくなってしまうのです。こうなると、酸素は脳の神経細胞に届かず、脳神経細胞は破壊され、死に至ります。このように脳に過剰反応が起こると、いくら酸素吸入をしても脳神経細胞には酸素が届かなくなってしまうのです。

カテコラミンの過剰放出と同じような現象は、「こころ」の問題でも発生します。こんなケースです。明らかに自分のミスなのに、自分の立場を守ろうとして、取引先や部下のせいにしてしまう。嘘をついて逆に傷口を大きくしてしまう。謝ればすむような些《さ》細《さい》なことでも、つねに自己弁護して自分を守ろうとする。

こんなとき、脳では自己保存の本能の過剰反応が起こり、こころがゆがんでしまうのです。自己保存は大切な本能ですが、過剰に反応すると、自分や周囲の人を傷つける原因にもなります。

では、どのようにコントロールすれば、自己保存の本能を過剰反応させずにすむのでしょう。自己保存の本能が強く働いてしまう人はどういうタイプなのでしょうか。

自己保存の本能のコントロール方法がわかれば、自分の殻《から》を破り、大きなこころを持てるようにもなるはずです。

明るい性格の人は脳の回復も早い

私の研究室の募集要項には「前向きで、性格の明るい大学院生を待っています」という一文を添えています。明るく前向きな研究姿勢は、独創的な研究成果を引き出すからです。

人の性格は持って生まれた性質で形成される部分も大きく、先天説と後天説とに分かれて語られますが、本能ともこころとも関連していることは明らかです。つまり、**本能を鍛えることで、明るい性格に変わることもできる**ということです。

わかりやすく言うと、暗い性格は、慎重で自分を守る自己保存の本能が強く出ています。明るい性格は、その逆で、自己保存の本能に歯止めをかけ、自己報酬神経群などダイナミック・センターコアをしっかり働かせることができています。

これは、ドーパミンという神経伝達物質と関係しています。ダイナミック・センターコアは、ドーパミン神経系の役割が強く、ドーパミン系の神経をよく使うと性格が明るくなるからです。

そして、明るい性格の人は、暗い人に比べ、脳の疲労回復も早いようです。

ダイナミック・センターコアの海馬回《かいばかい》と扁桃核《へんとうかく》が同時に壊れることで起こるのが、「植物症」です。外部からの刺激に反応を示さなくなる植物症から早く回復する患者は、ドーパミン系の神経をよく使う明るい性格の人でした。

なぜ、一流のスポーツ選手は性格が明るいのか?

性格が明るいか暗いかは、**行動の素早さ**にも現われます。

人の思考と運動系の間には、ふだん歯止めがかかっています。ですから、「この人を好きだ」と思っても、抱きしめるという衝動を抑えることができるのです。

ところがスポーツなど、考えた瞬間にその歯止めを外せるほうがいい場面もあります。

一流のスポーツ選手が例外なく性格が明るく前向きなのは、この歯止めを外すのにもドーパミン神経系を使う仕組みになっているからです。

性格が暗い人は、自己保存の本能が働いているため、行動に出るべき場面でも「ちょっと待てよ」と歯止めを外すのに待ったをかけてしまいます。暗い性格というのは、つまり慎重なのです。言い換えると、賢すぎるのです。自己保存の本能が強すぎると、自分を思いすぎて暗い性格になります。守りに入るので、勝負にももろくなります。全力投球できず、損得勘定が先に立ってしまうのです。

ちなみに、曲がった性格、ひねくれた性格というのは、人を尊敬できないことが要因の一つです。尊敬するこころは、相手を好きになり、理解して、さらに違いを認めて共に生きるという本能がレベルアップすることで生まれてきます。しかし、尊敬するこころを持てないと、思考がぐるぐると脳の中でまわらず、考えに磨きがかからないので、気持ちが伝わりにくくなってしまいます。

自分を守りすぎないように心がける、尊敬するこころを大切にする。そこから自分のシフトチェンジが始まります。

こころの広い人とは、自分を守り過ぎない人

私たちは、広いこころを持ちたいと願います。視野が広く、寛容で包容力に溢れた人は、誰が見ても魅力的ですよね。しかし、なかなか自分自身がそういう人物にはなれないですし、また、そういう人に巡り会わないのも事実です。

なぜ、このようなこころの広い人になれないのでしょう。理由は、大きく2つあります。一つは、**実力が備わっていない**ことです。実力がないから自分を守ろうという考えを優先してしまう。もう一つは**失敗したくないという考えが先に立つ**からです。

人とのコミュニケーションの中で、「だまされたくない」「損したくない」「失敗したくない」と、つねに否定要素を持ってしまうと、そこには自己保存の本能が過剰に働いてしまいます。そうではなくて、**「少しはだまされてもいい」「少しは損してもいい」「少しは失敗してもいい」**という気持ちになれれば、こころは変わってきます。

人間関係は損得ではないのですから。

とはいえ、理屈はそうなのですが、自分自身の実力をしっかり磨かないと、なかなか難

しいのが現実かもしれません。自分を守る自己保存の本能は、強く作用する力を持っていますから。実力を磨き、目の前の結果にとらわれなくなれれば、自己保存の本能をコントロールすることができるようになるでしょう。

こころの広い人は、自分を守り過ぎません。守ろうとしないと、失敗を恐れなくなります。ものごとを判断するとき、損得勘定を優先しません。素直に全力投球します。相手の立場を理解して尊重します。考えの違いを認め、共に生きようとします。自分の弱点をさらけ出し、相手の長所を認めます。相手の短所には目をつぶります。

素直な性格とは、損得勘定抜きに全力投球できる人です。目標を持ってその達成の仕方にこだわることで自分を高みに引き上げる力を持っている人です。

壁は破れる。限界とは、本能の葛藤《かっとう》にすぎないのだから

広いこころを持つことは、自分の殻を破ることにもつながります。**殻を破るのは、「自分がやるんだ」と、自らが主体にならない限り実現しません。**誰かがこの状況を変えてく

れて、自分が変化するかもしれない……。そんなことはあり得ません。
みなさんは、自分の中で限界を感じることがありませんか。「自分はこういうタイプだから、ここまでのことしかできない」と、そんなふうに決めつけることです。こんなとき、脳の中では2つの本能が葛藤しているのです。

対人関係で限界を感じるときは、「仲間でありたい本能」と自分を守りたい「自己保存の本能」が葛藤している状態です。この葛藤が生じたときに自分の殻（限界）を感じるわけです。こういう場合は、**「違いを認めて共に生きる本能」**を鍛えることが、殻を破ることにつながります。

仕事に行き詰まりを感じて能力を発揮できないでいるとしたら、上司や部下など周囲の人たちと**「同期発火」**できているのかどうかを確認してください。全員が共通の目的達成に向けた目標を目指していますか。**自己報酬神経群**をしっかり働かせていますか。自分でやってやろうという「自我の本能」と自分を守りたい「自己保存の本能」が葛藤していないでしょうか。

男子ハンドボールの日本代表チームのことを思い出してください。全員が、「ロンドンオリンピックで日本中の人を感動させるプレーをしよう」という共通する目的を達成するために、現在の自分たちに欠けているものは何か、弱点をさらけ出してそれをカバーする具体的な方法を話し合い、壁を破ったのです。

弱点にフタをして隠している、もしくはそっとしておくというのでは、殻を破ることはできません。自分を大切にしたいという自尊心が働きすぎてしまうからです。自分の弱点を認めることは、たしかに勇気が必要です。でも、その勇気を持たない限り、本当の実力をつけることになりません。

目標とする人の写真を見る——強いこころをつくる海馬回

脳には、知識や過去の体験と照らし合わせながら、的確にうまく対応する機能があります。その対応を決めるのが、過去の記憶や危機感を生み出すリンビックシステムや扁桃核、そして海馬回の機能です。強いこころと弱いこころはそのときに大きく影響されます。

なかでも、**海馬回の神経活動にθ《シータ》波が現われると、目の前で起きていることに対してより正確に対応できることが明らかになってきました。**強いこころは、この作業の繰り返しによって生まれてくるので、強いこころをつくるためには、失敗や成功を含めてたくさんの経験をし、その経験を一つひとつつなげていけるように、分析、解析を怠《おこた》らないことが必要です。

強いこころを生み出す海馬回のθ波は、目標の標語、目標とする人の写真、人が現場で努力している写真などをつねに目に見えるところに置くと活性化することがわかってきました。ですから、パソコンのスクリーンセーバー画面や、携帯電話の待ち受け画面など、つねに目にする場所にそのような画像を置くのも効果的です。

「弱点日記」で成長する

みなさんも一度は日記をつけたことがあるでしょう。

日記といえば、三日坊主の代表例に挙げられますが、それは日記をつけることは「自分の役に立たないかもしれない」「面倒」といった否定的な考えがそうさせるのです。

私がお勧めしたいのは、**自分の弱点をさらけ出す日記**です。その日どんなことがあったのかを書くのではなく、**その日、自分が何を考えたのかを書く日記**です。その中で自分の中に欠けているものや、**弱点を箇条書き**にして、それぞれについて、「これについては50%までできている」「これは20%しかできていない」というふうに**必ずチェック**をして、それをいつまでにクリアすると、**期限をつけて努力する**のです。そうやって一つずつ克服していくことで、ほとんどの壁はなくすことができます。

注意してほしいのは、書き方です。**日記に愚痴を書いてはいけません。**愚痴を書きたくなるのは、自尊心が過剰反応することで、自分の成長を邪魔している証拠です。日記にはつねに前向きの気持ちで書くよう取り組んでください。日記が相手なら、自尊心を捨てることは比較的簡単にできるはずです。自尊心を捨てる訓練が進めば、ふだんの生活の中でも自分の弱点をさらけ出すことができるようになってきます。

とはいえ、自尊心そのものは大切です。人は大切な存在ですから、相手の自尊心は尊重すべきです。**自分の自尊心を捨てて、相手の自尊心は尊重する。**その勇気があれば、殻を破ることは簡単にできるようになります。自分に弱点があることを認めているのですから、相手の弱点を認めることはさらに簡単にできるはずです。

図5 「弱点日記」で自分の殻を破る！

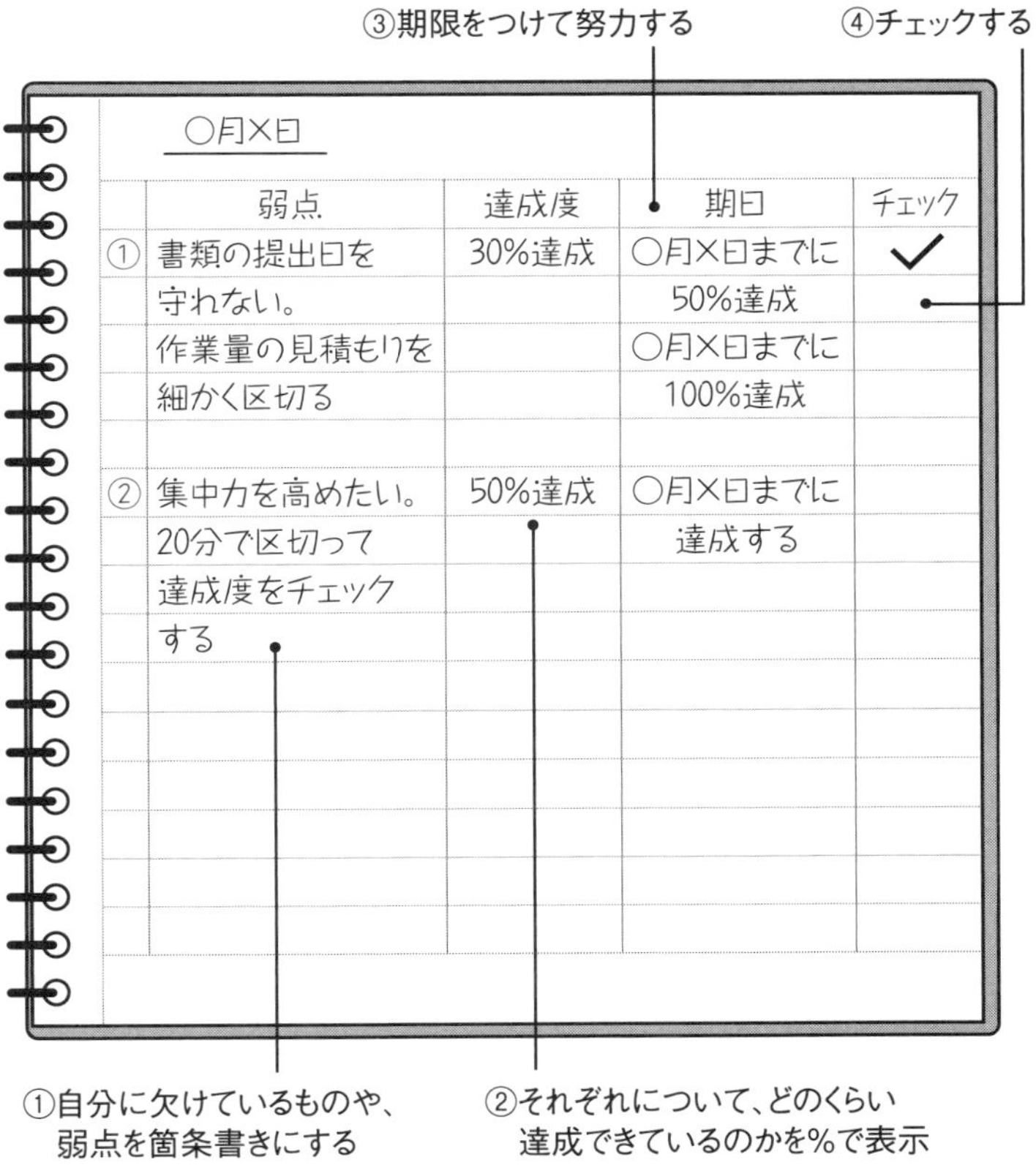
③期限をつけて努力する
④チェックする
○月×日
弱点
達成度
期日
チェック
① 書類の提出日を
守れない。
作業量の見積もりを
細かく区切る
30%達成
○月×日までに
50%達成
○月×日までに
100%達成
② 集中力を高めたい。
20分で区切って
達成度をチェック
する
50%達成
○月×日までに
達成する
①自分に欠けているものや、
弱点を箇条書きにする
②それぞれについて、どのくらい
達成できているのかを%で表示

自分の弱点を日記にさらけ出そう。続けることで、自分の壁はほとんど克服することができる

自分はできていないのに、相手の弱点は認めずに責め立てる人を多く見受けますが、それではいつまでも人間力が大きくなりません。

戦場のような生きるか死ぬかの環境にいれば、損得勘定抜きにことに当たることは困難なことかもしれません。平和な社会であっても激しい競争にさらされていれば、やはり損得勘定抜きに考えることは厳しいかもしれません。しかし、人の脳に埋め込まれた本能は「共に生きたい」のです。ですから、共に生きていくために自分を磨いていくことのほうが、はるかに脳が喜ぶことであり、大切なことなのです。

ムダが人を光らせる

自分を高めるためには、良い体験をすることが必要ですが、悪い体験もムダではありません。私はそれを**必要ムダ**と言っています。

たとえば、医療現場でいうと、お腹《なか》が痛いという患者を診《み》るとき、保健医療では通常お腹の写真データだけを撮ります。ところが脳梗塞でも気分が悪くなりお腹が痛くなることがあります。はじめに気持ちが悪くなり、その後に腹痛が起きた場合は、ムダと思っても、頭の写真データも撮る。そういった手間と時間をかけなくてはいけないのです。

ことに当たるとき、時間や経費のかかることを損得勘定抜きでやれる人は、全力投球できる人です。全力投球できる人には、思いやりのこころが生まれてきます。相手を思いやるこころを持つことが、人と人をつなげていく最良の方法だと思います。

ムダを避けようとする人は損得勘定をしてしまう。効率主義で成果を重視しすぎると、人として大切な部分を忘れてしまうことになります。ムダを承知でやれることが、人の幅を拡げるのです。ムダの体験が余裕を生む一つのファクターです。

どうしても耐えられないときは

同期発火できない上司と働きつづけると、ストレスがたまる一方になってしまいます。どこをどうひいき目に見ても、尊敬できたり好きになれるところがみつからない上司もいるでしょう。そんなときは、前述したように「この環境（上司）は自分のために神様が遣《つか》わしたハードルだ」と考える。そう考えれば、許せる部分があるはずです。どんなときでも相手を思いやる気持ちは大切です。

上司と部下の立場が逆でも同じことが言えます。「使えない部下だ」と思っても神様が遣わした大切な部下だと思えば、接し方も変わってくるはずです。

しかし、それでも無理な状況もあるでしょう。興味深いケースをご紹介します。

入社後にアメリカに留学し、ＭＢＡの資格を取って帰国したある商社マンは、上司に恵まれませんでした。企業経営の専門課程を究《きわ》めたくらいですから、その商社マンは優秀なビジネスパーソンです。帰国後も精力的に働いていましたが、しばらくすると上司に疎《うと》んじられ、社内の慣習や前例を持ち出しては何かと横やりを入れられてしまうようになりました。

この上司は、おそらく優れたアイデアと実行力で次々と仕事をこなし、実績を積み上げていく部下に嫉妬《しっと》を覚えたのかもしれません。あるいは、自分の立場が脅かされるのではないかと自己保存の本能が過剰反応したのかもしれません。

その部下は、最初のうちは上司に反論することもありましたが、やがてこころが折れ、自ら積極的に仕事をすることをあきらめ、この上司の指示にすべて従うことにしたのです。自分で効果的な方法がわかっているときでも、上司に「どうしましょう」と指示を仰《あお》ぐのです。上司とこの部下の間に波風が立つことは、表面上はなくなりました。部下がいわゆる「死んだふり」をしたからです。賢いやり方ではあります。

ところが、1年ほどこうした環境に甘んじていた部下は、自分自身が徐々にダメになっていくのを感じはじめました。せっかくアメリカで学んだことを仕事に生かすどころか、主体的に動かないうちに自ら考えることを止めてしまっているのですから、新しいことを創造するどころか、仕事のモチベーションにまでマイナスの影響が出てきて当然です。

ある日、部下は新規事業の企画を立て、上層部に提案しました。幸いこの会社の上層部は見るべきところを見ていたということでしょう。会社の将来を背負う柱になると思っていた社員が腐っていくのを見過ごしはしませんでした。上司をとがめるのではなく、新しいジャンルの仕事をこの部下に任せるというはからいをしたのでした。

まさに水を得た魚のように、この部下は力を発揮しはじめ、数年後には、新しいジャンルの事業を見事に軌道に乗せました。

この部下のエピソードは示唆に富んでいます。どうしても耐えきれないときは、自己保存の本能を働かせ「死んだふり」をするより、責任を背負って新しい分野に飛び込み、自ら環境を変える。そういう道もあるのです。

本能の過剰反応を克服する方法

脳はつねにバランス良く働くとは限りません。自分を守る「自己保存の本能」、一貫性を保とうとする「統一・一貫性を好む本能」が出て、過剰反応を起こしがちです。

この章の冒頭で説明した脳の生体防御における過剰反応を見つけるのに、私たち研究チームは5年を費やしましたが、こころで起こる自己保存の本能や統一・一貫性を好む本能の過剰反応の具体例は、みなさんの周囲にも見受けられるはずです。

たとえば、会社の会議で部長が意見を言うと、周囲の人の中から必ず同調する人が出てきて、その意見が多数意見になってしまうことがあります。そうすると、たとえ違う意見を持っていても、「統一・一貫性を好む」「仲間になりたい」という本能から、多数意見が良く思えてきたりするものです。上に立つ人が、自分の立場を守りだすと、部下は傷つくのを恐れて黙ってしまう。そうやって会社がダメなほうに向かっていくのです。

最近では、インターネットを利用した内部告発が物議を醸《かも》しています。国際問題から会社経理の不正など、それこそ内部告発が正義に適《かな》うといった風潮まで感じられるほどです。プラスの作用を否定はしませんが、喜んでばかりもいられません。内部告発が頻発するということは、不正をしないという当たり前のルールを皆が守れずに基本が崩れ、組織の自浄作用が機能しなくなっているのかもしれないからです。

自己保存の本能の過剰反応を克服するには、**自分と異なる意見も認めるという力を鍛えること**です。1章や4章でお話ししたように、脳の神経活動は3日間しか続きません。たとえ意見の衝突があっても3日間のインターバルを置いてもう一度考えるようにする。すると、新しい考えが湧《わ》いてきます。

自己保存の本能の過剰反応を克服する方法は他にもあります。3章を思い出してください。**「誰かの役に立ちたい」という貢献のこころは、自分のやる気を引き出す**のだということを。「人のため」は「自分のため」、他人に喜んでもらうことは、即ち自分が嬉《うれ》しいことにつながるのです。繰り返すようですが、貢献するこころは、自分を大きくすることにつながります。

脳が求めている貢献心

自分の立場を捨て、仲間のために働こうとする強い貢献心は、生死をさまよう患者を救う救命医療の現場で、何よりも必要なこころであることを、私は身をもって経験してきました。

また、強いこころ、優れた知能、極限の運動能力が求められるのが、オリンピック選手ですが、その才能を発揮するためには、貢献心が非常に効果的であることを、代表選手たちとの交流で実感しています。

競泳の北島康介選手は、アテネオリンピックと北京オリンピックで金メダル二連覇という驚異的な才能を発揮しました。その背景には、彼が「仲間」という言葉を多く使うことからも明らかであるように、「チームのため、そして日本のために貢献する」という考えや気持ちを日頃から鍛えていることがあげられます。

3章で述べたように、自己保存の本能によって勝ちたいと考えると、仲間になりたいという本能との間にギャップが生まれます。このために、勝負では誰でも緊張するのです。

強い貢献心を鍛えながら、自己保存の本能を克服するためには、ライバルは敵ではなく自分を高める大切なツールと考え、試合は自分を高めてくれるチャンスだと捉え、そして勝ち負けを意識するのではなく、勝ち方にこだわるという、こころの仕組みを活かした取り組みをすることです。

貢献心は、ダイナミック・センターコアにおけるA10神経群、前頭前野《ぜんとうぜんや》の神経群、自己報酬神経群、基底核《きていかく》―海馬回―リンビックシステムの神経群(いずれも複数の神経群)の機能から生まれてくるので、脳の神経核が連合することで生まれる「違いを認めて共に生きる、幸せを望む本能」を基盤にしています。

同時に、言語中枢、視覚中枢、空間認知中枢は、ダイナミック・センターコアとは異なる大脳皮質の単一細胞の集まりが中心なので、細胞が持っている3つの本能を基盤に機能しています。つまり、言語、視覚、空間認知は、「生きたい」「知りたい」「仲間になりたい」に基づいて機能していると言えます。

ちなみに、これら言語、視覚、空間認知の3つの機能には「生きる」という基盤があるために、人間は、ひどい言葉、恐ろしい光景、あるいは、自分の居場所がなくなる状態

（言語機能、視覚機能、空間認知機能の基盤となる本能が崩れる状態）になると自殺を選んでしまうといわれています。

この3つの「生きたい」「知りたい」「仲間になりたい」という本能が複数機能することによって何が生み出されるのかを思い出してください。「仲間になりたい・生きたい」本能を基盤に生まれる「組織（会社・宗教）」、「仲間になりたい・知りたい」本能を基盤に生まれる「文化」、「知りたい・生きたい」本能を基盤に生まれる「科学」でしたね（29ページ・図3）。

これらはいずれも複数の細胞群が集まることによって生まれてくるので、ここにも「違いを認めて共に生きる」という本能の基盤が生まれ、そこから組織や文化や科学に貢献したいというこころが生まれてきます。つまり貢献心は、共存を望む組織由来の本能から生まれるこころですが、それには、①考えを生み出すダイナミック・センターコアのタイプと、②大脳皮質の言語中枢、視覚・聴覚中枢が同時に複数働くことによって生まれてくる2つのタイプがあります。これが貢献心を生み出す脳とこころの法則です。

今回の東日本大震災がもたらした、地震と津波の状況を目にするたび、私たちは大変な状況に直面した方々に貢献をしたいと願いました。これは、テレビなどが映し出す画像をとらえる視覚中枢、流れてくる言語を処理する言語中枢、大変な事態が今後どのような結果をもたらすかといった空間認知中枢の働きによるものです。これらの脳機能は、いずれも「生きたい」「知りたい」「仲間になりたい」本能を基盤にしているので、本能から何かしら貢献をしたいと願うのです。この現象は、日本のみならず日本に好意を持つ同盟国の人々にも発生し、何らかの形で役に立ちたいという「世界規模で人に貢献したいという素晴らしいこころ」がわき起こっているといえるのです。

お互いの立場を言い張るのではなく、違いを認めて共に生きる本能を大切にしてゆくと、争いや戦争が起きない道をひらくことにつながっていきます。貢献心は人間社会に平和と幸せをもたらす、もっと大切にすべき共通語ともいえるのです。

貢献心について、これまで、科学的にあまり深く語られたことはありませんが、この本の読者の方には、自分なりの貢献心を磨いていただいて、多くの方を幸せにしてほしいと思います。

5章まとめ

大きなこころをつくる！ 自分の殻を破る6つの習慣

❶実力を磨く。自分を守りすぎない

・失敗を恐れず、素直に全力投球する

・相手の立場を尊重し、相手の短所には目をつぶる

・物事を判断するときは、損得勘定を優先しない

❷自分と違う意見に反発を覚えたときは、3日置く

❸自分の壁を感じるのは、脳の2つの本能が葛藤しているから。「違いを認めて共に生きる本能」を鍛え、「自己保存の本能」を働かせすぎない

❹弱点日記をつける

❺目標とする言葉や、目標とする人の写真をつねに目にするところに置き、海馬回のθ波を活性化させる

❻貢献心を磨こう

6章

困難の壁にぶつかったら

「違いを認めて共に生きる」本能を磨く

人の脳は違いを認めて共に生きたいと望んでいる

本能・脳機能・こころは、三層構造で機能しています。ですから、損得勘定や勝ち負け、欲望を優先し、経済的成功といった成果を求めすぎると、脳の中がアンバランスになり、こころの葛藤《かっとう》や悩みが増えてしまいます。

自己保存の本能のおもむくままに欲望を膨《ふく》らませていたのでは、人に対するあつれきやきしみが生じるばかりで、本当の意味での幸福からは遠ざかってしまいます。

地球上では数え切れないほどの生命体が誕生し、また、その多くが絶滅しました。絶滅に至る方程式の条件の一つは、近くにいるものと仲良くしなかったからという説があります。ということは、自分と違うことを認めて共に生きることが、この地球上で生き抜いていくことができる法則といえるのではないでしょうか。

自己保存や統一・一貫性といった本能が過剰反応すると、必然的に他人と衝突してしまいます。これを放置しておくことは、まさに滅びの仕組みを働かせていることになります。成果や勝ち負けを追求しすぎる社会システムは、人が本来望んでいない方向に向かっていると断言できます。

本能が求めているのは、お互いに相手のことを思い合って、尊敬し合って、みんなで生きていくこと。人の脳は違いを認めて共に生きたいと望んでいるのです。

脳に入り、苦手な人を克服する

対人関係を良好に保つには、お互いに何を求めているのかを知ることが、肝心なポイントです。しかし、育ってきた環境や経験は人それぞれです。それは、自分を守る自己保存やこだわりを生む統一・一貫性という脳の本能の表われ方に反映されます。夫婦であっても物事についての判断基準が違っていることはしばしばです。

誰でも、多かれ少なかれ苦手な人はいるはずです。苦手な人や嫌いな人とは関わらなければいいのですが、現実的には、お互いの考え方が合わないからといって避けてばかりいられるものでもありません。そんな人とも対人関係を築いていかないと、社会生活は成り立ちません。相手が会社の同僚や取引先の人なら、逃れたくてもそうそう逃れるわけにはいきません。

相手に「考えを変えて欲しい」と頼んでみたところで、相手にもそれまで積み重ねてきた経験があるわけですし、結局はお互いに気分を害してしまい良好な人間関係は築けないでしょう。ましてや、相手を許せないというのでは話になりません。平和を願いながら世界から戦争がなくならないのと同じように、衝突してしまいます。

このようなとき、最も有効な処方箋としてお勧めしたいのが、1章でもお話しした**「相手の脳に入る」**方法です。相手の考え方が、「違うな、変だな」と思っても、いったん相手の脳に入って、その人の意見をある程度受け止めるのです。言ってみれば、これは思いやりの一つ。そこから緩やかに同期発火できる関係を築いていくのです。

知っていても知らないふりをするというのも、思いやり。人間力の一つです。苦手なご近所づきあいでも、この知らないふりは、効果を発揮します。

ただし注意していただきたいのは、知らないふりをするというのは、相手のマイナスの部分に目をつぶるということではないということです。「見ない」というのでは、脳が積極的に働かなくなり、相手とのコミュニケーションはとれなくなってしまいます。そうではなく、この知らないふりをする力は、**「相手を尊重する」**と通じるものがあるのです。嫌《いや》な上司を持ったときと同じように「神様が自分を鍛えるために遣《つか》わした環境だ」と考え方をすり替えれば、相手の言動にいちいち腹を立てることもなくなるはずです。

意見が合わなくても、ウマが合わなくても、考えが合わなくても、お互いに尊敬し合っていれば、知らないふりができるはずです。闘うことは簡単です。しかし、相手をギャフンと言わせ、一時的に自分の自尊心が満たされてスッキリしたとしても、そのあとにはなにも生まれてきません。

なぜ、あなたの話は通じないのか？

感情的になっている人を相手にするときでも、「それは違う」と追い詰めるのではなく、「まあそうですね」と、いったん相手の脳に入り仲間になって、その次に「あなたがそう思うのは、どうしてだろう？」と質問をして、相手の自己報酬神経群を刺激するのです。どんな人が相手でも、脳の仕組みに働きかけるわけですから、こうすれば必ずきっかけがつくれます。仲間になって、質問する、というのは相手の立場を尊重してあげることになるのです。

対人関係がうまく築けない、こちらの気持ちが伝わらないというときは、まず相手の立場になっていないことが多いはずです。話が通じない、というのは相手より自分に問題があると考えたほうが解決策を見いだしやすいでしょう。相手の立場に立って、会話のストーリーを組み立ててみると、理解できるはずです。

基本的には、人間を好きになろうとしてください。どんなタイプの人でも、自分とまったく考え方が違う人でも、人間はおもしろいなぁ、と受け止める力を磨きましょう。もしあなたが、教師や医者、公務員といった、分け隔てなく誰とでも接する必要がある立場なら、とりわけ人間好きにならなくては仕事を成功させることは難しいでしょう。

オーラを感じさせるリーダーになる方法

どんなに小さなことでも成功体験を重ねていくことは、たいへん重要な意味を持っています。よくイメージトレーニングといいますが、達成した経験のないことを脳はイメージできません。ですから、オーラを放つ人になるための絶対条件は、**成功体験を積んでいく**こと。そして**目標を定めたら必ず達成する**ことです。

取り組んだら最後まであきらめず、また途中でもっと効率的な方法や大きな成果が得られる目標が見つかったとしても、最初に立てた目標にとにかくたどり着くことです。

もし、みなさんが指導的立場にあるのなら、職場などで討議して決めたことは、最後までやり抜かなくてはいけません。リーダーが途中で目標を変更すると、組織のメンバーは、決めたことに対して全力投球しなくなってしまいます。どうせ、変更になるのだろう、と。するとその集団はやがてレベルの低い、同期発火しにくい集団になってしまう。人が育たない集団になってしまうでしょう。最後までやり抜くことで、どこがどういけなかったのかを実証的に体験できることになります。そのあとからやり直しても遅くはないのです。

100%の達成率を持った指導者は、周囲の人にオーラを感じさせるはずです。

リーダーとして次に大切なことは、**先を見通す力を持つ**ことです。目の前のことだけでなく、その先はどういった展開になるのかという全体像を見通さなくてはいけません。近い将来にこうなると見通して、そこに向かって確実に実行できることを哲学用語では**プロフェス**といいます。それをやる人がプロフェッサーなのです。

また、**サイエンス**を追究することも大切な要素だと考えられます。サイエンスというのは、**専門性の壁を外していくつものプロフェッショナルを確立すること**です。科学者というと日本では、専門が一つあればいいのですが、欧米では２つ以上の専門が要求されるのです。脳科学だけが専門では、脳科学者とは呼べないということです。

会社の中で出世する人ほどいろいろな部門を経験するのは、そういう理由からです。２つ以上のことを究めるからこそ、似ているようで違うものに気づく力が生まれてくるのです。

強い組織のつくり方

強い組織をつくるには、どうすればいいのでしょうか。強い組織とは、その構成員がそれぞれの部署で、最高のパフォーマンスを発揮して、総合力として大きな力を生み出すことができる組織です。
その前提条件になることが、2つあります。

①　チーム全員が目的を共有する

チームとして集まった人が、これからやろうとしていることを好きになる、興味を持つことです。価値観が異なる人の間では、考えが合わず同期発火することは難しいでしょう。ですから、目的を共有することで、価値観を揃えるのです。

②　個人競争を排除する

共通目的への具体的な行動が始まったら、組織している人たちの中では個人競争を排除します。世界の頂点に立つスポーツチームづくりの場合は、お互いにライバル意識を高め、過去の実績よりも、いま、誰が絶好調で力を発揮できるのかを選出することが必要となる場合もあります。

しかし、それは、あくまで優秀な選手の個人能力が直接活かされる種目のチームづくりの場合に限ります。競争をすると自分を守る自己保存や統一・一貫性という脳の本能が過剰反応を生むことになり、責任転嫁や自分の意見と異なった意見を排除するなど全員の足並みを乱すことになりかねません。手柄争いは強い組織づくりには不要です。

成果主義は現代社会で幅を利かせている考え方ですが、自分だけ良ければいい、という考えに結びつきやすい危険をはらんでいます。

そして、全員がそれぞれの立場で全力投球し、助け合いながら共通のゴールを目指す。それが組織全体の力を引き上げますが、そのためには、**お互いに尊敬し合う**ことも必須条件です。共に生きたい、仲間になりたいという本能を活かすためには、人のあら探しではなく、**良い点を褒《ほ》める**ことが大切です。褒めることは、相手が喜ぶだけでなく、褒めたほうも喜んでもらったことが嬉しいのです。さらに、相手の人の役に立ちたい、貢献したいという本能に働きかけることでもあるのです。

みなさんは、チームワークという言葉をよく耳にされると思います。けなし合ったり、相手の欠点をあげつらったりしていたら、チームワークが生まれると誰も思わないでしょう。

仲間になりたい、貢献したい、共に生きたい、という脳が求めることを最優先させる環境をつくり上げることが、全員を目標達成のための共同作業に駆り立てるのです。

共通する目的達成のために集まった仲間といっても、人はそれぞれ育った環境が違いますし、体験してきたことが異なっています。ですから本能の表われ方にも差異がありますす。しかし、全員が同期発火できる環境があれば、仲間になりたいという本能が多かれ少なかれ個人を動かし、一人ひとりの力を集団の力として結集できるのです。同期発火しているることで、誰かにミスが生じたときも、周囲の人が喜んでそのミスをカバーする気持ちになれるのです。

営業成績がずば抜けて良い営業チームを分析すると、ここに述べた条件が整っているはずです。

○○軍団というようなチームのニックネームも団結力やモチベーションアップに影響を与えます。しかし、チーム名にリーダーの名前をつけるのはお勧めできません。リーダーがミスをするなど、ちょっとでもメンバーの気持ちがリーダーから離れるようなことがあると、それで全体のモチベーションが下がるからです。言い換えれば、リーダーのポテンシャルがそのチームの限界になります。ジャイアンツの原辰徳《はらたつのり》監督が率いた野球の日本代表チーム「侍ジャパン」が世界一になれた要因の一つに、あえてリーダーの名前を外したネーミングがあると考えられます。

人は進化する能力を持っている

どんな人でも進化する能力を持っています。人は身体も気持ちも成長するのです。最初から立派な人は少ない。ですから、**人の弱点を責めるのは、その進化する能力を否定することと同じ**です。

効率を追求するシステムが導入され、人事評価のシステムも変化してきました。

人の脳には、仲間と共に生きるという本能があり、日本人はとりわけその本能を大切にする環境にありました。ですから、個人の成果を評価するアメリカンスタイル導入による急激な変化についていけないのは当然です。日本では、特にお互いを尊敬しないと成り立たない土壌があるのです。

会社など組織の中に、競争原理を導入し、つねに勝負の環境をつくりだすことは、ビジネス上で理に適《かな》っているとしても、人の脳の本質からすると理に適ってはいないのです。

全日空と日本航空の明暗を分けたもの

経営が行き詰まり、再生の途についた日本航空。日本航空と全日空は、日本の二大航空会社でありながら明暗を分けた感があります。全日空では、先輩後輩を問わず、相手の良いところを見つけたら社員同士で「こういうところが良かった」とカードを交換するシステムがあるそうです。いまもこのシステムが続いているかどうか知りませんが、人の脳力を伸ばすメカニズムに適ったやり方です。

相手のいいところを見つけて、尊敬することで、自分にも力が湧いてくるのです。自然と否定的な考えも少なくなってきます。同時に自分の弱点もわかってきます。

褒められて悪い気はしませんから対人関係も良くなるし、自分でもやってやるという自己報酬神経群が機能しやすくなります。

対人関係を良好に保つ、よりよくしていくことは、脳の働きを高めることにもつながります。どんな組織でも人と人とのつながりがすべての基本ですから、ビジネスに限らず社会システム構築には、人間の思考プロセスと本能とこころの仕組みをきちんと見据えたうえで検討して欲しいものです。それが、組織の力を最大限に発揮させ、また、そこで働く人の尊厳を輝かせることにつながると考えるからです。

あらゆる困難に打ち克つ脳とこころの法則

人間は困難に直面すると、自己保存の本能に従って自分を守るための判断を行ない、その判断に基づいて気持ちと考えを巡らすものです。直面する困難が大きくなるにしたがって、自己保存の本能から生まれる自尊心、つまり自分のプライドをかけての強い気持ち（モチベーション）をもって事に当たるようになるのですが、さらに、解決すべき目標が難しくなると、自尊心を捨て、立場を捨て、こころを無にして、解決にあたる必要が出てきます。**一切のプライドを捨て、その解決に最も大切なものは何かを決め、大切なものから期限付きで解決してゆく。**これが、困難に打ち克つ脳とこころの法則です。

こころを無にし、自分の立場を捨て、真実に向かって、あるいは、解決不可能と言われている課題に向かってゆく。自分の欠けている点は何か、組織の足《た》りないところは何か、それには具体的にどのようにすれば解決できるかの順に行動を起こすと、その解決の道筋が見えてくるものです。

ここで大切なのは、その際の**責任論はいっさい封鎖する**ことです。責任論を持ち出すとお互いに自己保存の本能が生まれ、自分の立場を守る気持ちが生まれて本質が見えにくくなるからです。なぜ解決できないかを、それぞれの立場で、お互いが相手の脳に入って、共にその解決策に知恵を絞る。これが、困難を解決するための脳とこころの法則なのです。

そして最も大切なのは、**取り組む課題の大きさのレベル分類のみならず、それを解決するために何が必要かという2つの因子からなる、2本立ての解決ライン**（たとえば「強化と弱点克服」、「開発と活用」、「被害対策と復興対策」といったような）**に基づくレベル分類を普段からしておくことです。**

東日本大震災と原発事故という、かつて誰も経験したことのない困難な状況においても、レベルごとの2本立ての対策を立てれば、もっと早くきめ細やかな復興を実行することが可能になります。

その際、どれを最初にやるべきか、つねにその解決手順まで決めておくことが大切です。これが、困難に際して人間の脳が最も力を発揮する法則と言っても過言ではありません。

受験勉強であれば、どのように学力を伸ばすかのプランと同時に、現時点での弱点科目をいつまでに解決するかという2本立てのタイムスケジュールを立てる。ビジネスであれば、新しい商品開発プロジェクトの活用と応用展開の2本立てのプロジェクトを立てる。災害の場合は、あらゆる可能性を考えた災害対策と同時にレベル分類ごとに人間の命と生活を守るための復興策をどの手順で行なうかまで決めることです。

この2本立ての解決は、あらゆる困難に打ち克つための努力目標をより具体的にし、人間の脳力を最大に発揮します。

たくさんの課題が出てきたら、いま、最も大切なものは何かを明確にして解決の順番を決めることです。この手順を素早く決めることが指導者の力です。このトリアージ（優先順位）の手順が決まったら、迷わず皆のこころを一つにして実行することです。

人間は賢いので、問題が起きてからではどうしても、あれも、これもと途中で考えてしまいます。その結果、自分の立場の意見を言い張ったり、責任論を言い出したりします。しかし、困難な課題を解決しようとする作業手順においては、議論の内容以前に、立場を言い合っていること自体が、困難に打ち克つ脳とこころの法則を破っているので、問題を解決する能力を失わせてしまう。このことを忘れてはなりません。

この法則は、ジャンルを問いません。仕事でのミーティングから政治に至るまで、あらゆる分野に当てはまるので、この「困難に打ち克つ脳とこころの法則」を本書の最後に紹介しました。戦後最大の困難に立ち向かう指導者にも、ぜひ知ってほしい法則です。

6章まとめ

困難に打ち克つ！「違いを認めて共に生きる」13のポイント

■苦手な人との人間関係を良好にするために

❶相手の話を受けとめ、相手の脳に入る。そのうえで質問をする

❷話が通じないと思ったら、相手の立場に立ってみる

■オーラを感じさせるリーダーになるために

❶決めたことはやり抜く

❷先を見通す力をつける

❸2つ以上の専門を持つ

■強い組織をつくるために

❶仲間で目的を共有する

❷組織内の競争をしない

❸尊敬し合う、いいところを褒め合う

■困難に打ち克つ脳とこころの法則

❶こころを無にし、立場を捨てて事に当たる
❷弱点を隠さない
❸対策と解決法を考える
❹責任論を封鎖する
❺大切なものから順に勝負をかける

切りとり線

★読者のみなさまにお願い

この本をお読みになって、どんな感想をお持ちでしょうか。祥伝社のホームページから書評をお送りいただけたら、ありがたく存じます。今後の企画の参考にさせていただきます。また、次ページの原稿用紙を切り取り、左記編集部まで郵送していただいても結構です。

お寄せいただいた「100字書評」は、ご了解のうえ新聞・雑誌などを通じて紹介させていただくこともあります。採用の場合は、特製図書カードを差しあげます。

なお、ご記入いただいたお名前、ご住所、ご連絡先等は、書評紹介の事前了解、謝礼のお届け以外の目的で利用することはありません。また、それらの情報を6カ月を超えて保管することもありません。

〒101-8701（お手紙は郵便番号だけで届きます）
祥伝社　書籍出版部　編集長　岡部康彦
電話03（3265）1084
祥伝社ブックレビュー　http://www.shodensha.co.jp/bookreview/

◎本書の購買動機

＿＿＿＿新聞の広告を見て	＿＿＿＿＿誌の広告を見て	＿＿＿＿新聞の書評を見て	＿＿＿＿＿誌の書評を見て	書店で見かけて	知人のすすめで

◎今後、新刊情報等のパソコンメール配信を　　希望する　・　しない

（配信を希望される方は下欄にアドレスをご記入ください）

@

※携帯電話のアドレスには対応しておりません

100字書評

困難に打ち克つ「脳とこころ」の法則

住所

名前

年齢

職業

困難《こんなん》に打《う》ち克《か》つ「脳《のう》とこころ」の法則《ほうそく》

平成23年6月20日　初版第1刷発行

著　者　林《はやし》　成《なり》　之《ゆき》

発行者　竹内和芳

発行所　祥《しょう》　伝《でん》　社《しゃ》
〒101-8701
東京都千代田区神田神保町3-3
☎03(3265)2081(販売部)
☎03(3265)1084(編集部)
☎03(3265)3622(業務部)
印　刷　萩原印刷

製　本　積信堂

ISBN978-4-396-61377-8　C0095　Printed in Japan

祥伝社のホームページ・http://www.shodensha.co.jp/

祥伝社のベストセラー

「最高の自分」を引き出すセルフトーク・テクニック
心の口ぐせで人生が変わる

メンタルトレーニングの第一人者による、集中力をアップさせ、目標を達成する技術

田中ウルヴェ京

2日で人生が変わる「箱」の法則
すべての人間関係がうまくいく「平和な心」のつくり方

アービンジャー・インスティチュート
門田美鈴 訳

前著『自分の小さな「箱」から脱出する方法』に登場するカリスマ経営者ルー。彼はなぜカリスマ経営者となったのか？　「箱」理論のすべてを明かす、待望の第二弾！

ファーストクラスに乗る人のシンプルな習慣
3％のビジネスエリートが実践していること

美月あきこ

そうか！　成功したかったら、成功者の真似をすればいいんだ。CAだけが知っている、彼らの共通点とは？「人生逆転」「商売繁盛」のヒントが満載！